99 consejos sobre *embarazo*

Carla Nieto

LIBSA

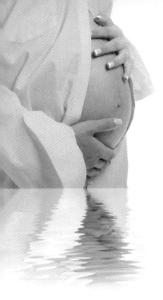

© 2009, Editorial LIBSA
c/ San Rafael, 4
28108 Alcobendas Madrid
Tel (34) 91 657 25 80
Fax (34) 91 657 25 83
email: libsa@libsa.es
www.libsa.es

ISBN: 978-84-662-1914-3

COLABORACIÓN EN TEXTO: Carla Nieto
EDICIÓN: Equipo editorial Libsa
DISEÑO DE CUBIERTA: Equipo diseño Libsa
MAQUETACIÓN: Artedís
DOCUMENTACIÓN Y FOTOGRAFÍAS: Archivo
Libsa

Queda prohibida, con la excepción prevista en la
ley, cualquier forma de reproducción, distribución,
comunicación pública y transformación de esta
obra sin contar con la autorización de los titulares
de la propiedad intelectual. La infracción de los
derechos mencionados pueden ser constitutivo de
delito contra la propiedad intelectual (art. 270 y ss
del Código Penal). El Centro Español de Derechos
Reprográficos vela por el respeto de los citados
derechos.

Contenido

Introducción

99 consejos, 9 meses... y un montón de sensaciones por descubrir

Se puede decir que en ningún periodo de la vida se vive tal cúmulo de sensaciones y síntomas distintos como en el caso del embarazo. A esto hay que unir que cada mujer –y cada gestación– es un mundo, de ahí que no se pueda establecer un guión rígido acerca de la forma en la que van a desencadenarse todos los acontecimientos.

Tampoco hay que perder nunca de vista que la voz más autorizada tanto en todo lo referente a la salud de la madre como a la del futuro bebé es el médico. No obstante, y teniendo en cuenta todo lo anterior, sabemos que no hay nada en este momento que resulte más reconfortante que tener a mano una serie de consejos basados tanto en evidencias científicas como en la experiencia de otras embarazadas que ya han pasado por este maravilloso estado.

El objetivo de este libro es explicarte de una forma sencilla y directa qué te pasará mes a mes, ofrecerte los remedios y trucos más eficaces en cada momento

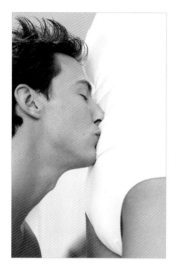

y, sobre todo, demostrarte que todo ese «terremoto interior» que estás viviendo es algo absolutamente normal que, en la mayoría de los casos, se debe a un buen número de hormonas que están empezando a funcionar para que todo se desarrolle perfectamente.

El contenido está dividido en los nueve meses del embarazo sin olvidarnos, por supuesto, de ese periodo tan importante que es el posparto, esto es, las primeras semanas con el bebé en casa.

A través de estas páginas, hemos intentado abordar desde las cuestiones más prácticas, como por ejemplo «descifrar» un test de embarazo, hasta aquellas en las que están implicados tus sentimientos, como las relaciones con tu pareja y tu estado de ánimo; teniendo en cuenta también, todo lo referente a temas tan determinantes como las pruebas médicas, los medicamentos y una adecuada alimentación.

Encontrarás todo lo referente al momento del parto, cómo prepararte y aceptarlo como último trámite de este precioso viaje cuya recompensa es la llegada de tu bebé.

¿El resultado? Un total de 99 consejos en los que encontrarás la solución a todas tus dudas y, sobre todo, te ayudarán a disfrutar de esta experiencia absolutamente irrepetible.

1 *Una extraña sensación*

Hay algunas mujeres que tienen la percepción de que están embarazadas desde el mismo momento de la concepción. La mayoría no albergan la más mínima sospecha hasta que les falta la menstruación. Y las hay que incluso no se enteran de su estado hasta pasados un par de meses.

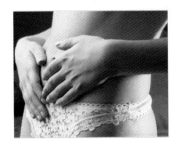

Entre la 2.ª y la 8.ª semana, muchas mujeres comienzan a sentir ligeros mareos por las mañanas. Y es precisamente esa sensación rara –de mareo o relajación extrema– la primera manifestación de que el juego hormonal del embarazo está en marcha. Uno de los efectos más inmediatos es la mayor dilatación de la pared de los vasos sanguíneos, lo que conlleva a un descenso de la tensión arterial, causa de los mareos e incluso desmayos que se pueden dar en los primeros momentos. Esta sensación puede aparecer ya en los dos días de la concepción.

Otro síntoma es la fatiga, consecuencia del pico que alcanzan en estos momentos los niveles de progesterona. Además, el organismo está fabricando una vida nueva, por lo que el gasto energético es mayor. Pero el síntoma más determinante es la ausencia de menstruación. Sin embargo, esta pista, la más certera en mujeres con ciclos regulares, no lo es tanto para las que suelen tener retrasos, de ahí la necesidad de confirmar la gestación con un test. Otro dato: no todas las mujeres tienen los mismos síntomas ni en la misma intensidad.

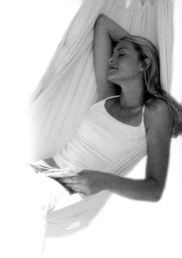

2 Ese sueño delator

Quedarse dormida en el metro, en el trabajo, incluso de pie…. La somnolencia en grado sumo es uno de los primeros síntomas de esa alteración hormonal interior que supone el embarazo. De hecho, muchos expertos la definen como un tipo de narcolepsia, eso sí, puntual y pasajera.

Una encuesta realizada por la Federación Norteamericana del Sueño reveló que durante el primer trimestre sólo de un 13% a un 20% de las embarazadas aseguran tener problemas para dormir (generalmente a causa de otros síntomas típicos de la gestación, como las ganas frecuentes de orinar), frente al 66-90% que confiesan dormir mal en el tercer trimestre.

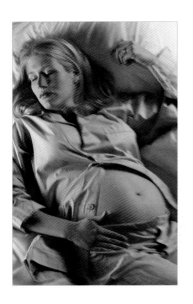

Es más, muchas llegan a sentir en las primeras semanas una sensación de somnolencia tal que se ven obligadas a realizar pequeñas siestas a lo largo del día. Es un efecto de la progesterona, una hormona cuyos niveles se elevan en los primeros momentos y que ejerce un efecto sedante y relajante.

Otra cosa que tienes que tener en cuenta: durante el embarazo, muchas mujeres que nunca antes habían roncado pueden empezar a hacerlo. De hecho, se estima que un 30% de las embarazadas lo sufren, debido a un aumento de la hinchazón de las vías nasales que puede bloquear parcialmente las vías respiratorias. Se trata de una situación transitoria y totalmente normal.

3 Cuándo fue, cuándo será y otros cálculos

Sólo durante las horas próximas a la ovulación puede producirse la fecundación. Aunque lo habitual es ovular a mitad de ciclo, esto es sólo válido para las menstruaciones regulares. Aun así, es muy difícil determinar el momento exacto de la concepción y, por tanto, la fecha probable del parto.

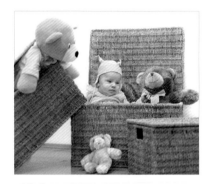

Lo habitual es que en las mujeres con reglas regulares (cada 28 días) la fecundación se produzca en las dos semanas posteriores a la última menstruación, mientras que en los casos de reglas irregulares tanto la ovulación como la fecundación se alteran, de ahí que sea más difícil establecer un cálculo exacto. Puedes tener un conocimiento aproximado tanto del número de semanas de embarazo como de la fecha probable del parto recurriendo a una serie de cálculos. El más sencillo es sumar al primer día de la última regla siete días y restar a esta fecha tres meses del calendario. La duración normal de la gestación es de 280 días, diez meses lunares (de 28 días), es decir, 40 semanas.

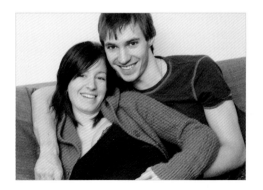

Otras fórmulas son añadir 41 semanas a la fecha del primer día de la última regla o añadir nueve meses del calendario a la fecha de la fecundación (que coincide con la ovulación, la cual se sitúa en torno al día 14 de un ciclo normal de 28 días) o nueve meses y medio a la fecha de inicio de la última regla.

4 Test de embarazo: ¿son fiables?

Una raya, negativo; dos rayas, positivo. Estos resultados se pueden considerar una versión resumida de lo que está ocurriendo en tu interior. Son sencillos de utilizar y su fiabilidad es prácticamente del cien por cien, siempre que se sigan las instrucciones al pie de la letra.

Los test de farmacia se basan en la detección en la orina de la hormona gonadotropina coriónica humana (hCG) que sólo está presente en el organismo femenino durante el embarazo. El nivel de hCG alcanza un punto alto entre las semanas 7 y 12, descendiendo a continuación, lo que explicaría en parte la desaparición de náuseas después de las 12 primeras semanas de embarazo.

El hecho de que la prueba dé positivo depende de la cantidad de esta hormona secretada en la orina. Por ello, aunque se puede llevar a cabo en cualquier momento del día, se recomienda realizarla en la primera orina de la mañana, ya que esta es más concentrada, por lo que la cantidad de hCG es mayor. La varilla debe estar en contacto con la orina un mínimo de tres segundos, para después colocarla en horizontal, sobre una superficie limpia. Para obtener un resultado fiable se requiere un tiempo de reacción de cinco minutos.

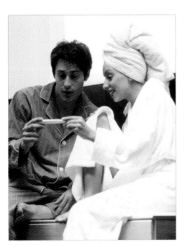

Una curiosidad: el resultado positivo permanece invariable de forma indefinida, por lo que puedes guardar el test como recuerdo, si así lo deseas.

5 Ácido fólico desde hoy mismo

Si hay un nutriente vinculado directamente al embarazo ese es el ácido fólico, una vitamina del grupo B cuyo principal cometido es ayudar al organismo a crear células nuevas.

Las mujeres que toman suplementos de ácido fólico por lo menos un año antes de quedarse embarazadas pueden reducir significativamente el riesgo de tener un parto prematuro.

Tener las cantidades adecuadas en el organismo antes, durante y después del embarazo es la mejor garantía para prevenir de forma eficaz defectos congénitos importantes en el cerebro y la columna vertebral del bebé, las llamadas alteraciones del tono neuronal. Además de las complicaciones que se pueden dar con la carencia de esta vitamina, se sabe que también ayuda a producir glóbulos rojos, por tanto es muy beneficioso para que la anemia no se instale en los primeros meses del embarazo.

También, estudios recientes han relacionado la ingesta habitual de alimentos enriquecidos con esta vitamina (harinas, cereales) con un descenso de los casos de defectos cardiacos congénitos graves en recién nacidos.

Aunque se puede recurrir a los suplementos farmacológicos, siempre es mejor asegurar su aporte a través de los alimentos que lo contienen en cantidades elevadas: pollo, hígado, escarola, cereales integrales, copos de maíz tostados, berro, puerros, perejil, garbanzos, acelgas, espinacas, yema de huevo, frutos secos (nueces, avellanas, almendras, cacahuetes, castañas), coles, platanos…

6 A cuidarse y a cuidarle

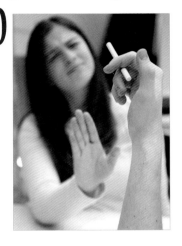

Dejar de fumar y restringir el alcohol son las medidas más poderosas que puedes poner en marcha incluso antes de quedarte embarazada. Las evidencias científicas hablan por sí solas: las sustancias contenidas en el tabaco reducen considerablemente la cantidad de oxígeno que llega al feto, mientras que el abuso de bebidas alcohólicas es capaz de interferir en la correcta división de las células de su cerebro.

El tabaco está relacionado con un mayor riesgo de aborto espontáneo y más problemas para el niño en el momento del parto. Asimismo, se ha demostrado que los hijos de fumadoras tienen más riesgo de padecer la muerte súbita. Según una investigación de la Universidad de California, la exposición a la nicotina durante un tiempo equivalente al tercer trimestre del embarazo conduce a un déficit cognitivo relacionado con la audición. Por tanto, el abandono o la reducción del hábito de fumar es la mejor estrategia de cuidado prenatal que puedes hacer.

En cuanto al alcohol, su consumo moderado puede provocar pequeños problemas en el desarrollo fetal, afectando sobre todo a su evolución motora y a sus niveles de atención futuros. Cuando el consumo es excesivo, sobre todo en el primer trimestre, puede llegar incluso a producir deterioro a nivel cerebral. Otras investigaciones lo han relacionado con una mayor probabilidad de aborto, de parto prematuro y bajo peso al nacer.

7 ¿Embarazo... o síndrome premenstrual?

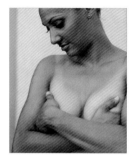

El estado físico y anímico previo a la menstruación y el de los primeros momentos del embarazo tienen muchas semejanzas. Ambos están «tutelados» por las mismas hormonas.

Uno de los síntomas que más despistan es la inflamación y sensibilidad de los pechos. Sin embargo, pueden ser una pista bastante fiable de gestación.

Ocho días después de la ovulación se puede percibir un pequeño sangrado vaginal similar al flujo premenstrual. Corresponde a la implantación del huevo en el útero unos seis días después de haber sido fertilizado. Puede ir acompañado de calambres. Las fluctuaciones hormonales hacen que se pase en pocos minutos de la euforia y la ilusión a la tristeza o el desánimo.

8 Cuándo acudir al médico

Se aconseja iniciar las visitas al ginecólogo antes de que se cumplan las ocho semanas de gestación, para determinar tanto la fecha aproximada del parto como para detectar cualquier problema.

Durante esta primera cita, el ginecólogo realiza tu historial clínico; te reconocerá y te preguntará la fecha de tu última menstruación y comprobará tu peso y tu tensión arterial. También te informará sobre los hábitos alimenticios que debes seguir. Además, debes acudir al médico cuando se presenten pérdidas de sangre, dolores o falta de movimiento fetal.

9 Qué está pasando en tu interior

Los distintos síntomas que se experimentan al principio del embarazo son la punta del iceberg del proceso que se está llevando a cabo en el interior del organismo: la fecundación, la secreción de distintas hormonas, la división celular y, en definitiva, la formación de una nueva vida.

La fecundación se produce cuando el espermatozoide y el óvulo se encuentran en una de las trompas de Falopio y, como consecuencia, se forma el huevo. Este huevo fecundado comienza a multiplicarse mientras se desplaza hacia el útero, al que llega tres o cuatro días más tarde. Cuando esto se produce, el huevo ya tiene 32 células y comienza la nidación.

Alrededor del día 28 después de la última regla, el huevo fecundado se implanta en la pared del útero y comienza a alimentarse de ella. Esto es muy importante, ya que sólo si se efectúa correctamente, el feto recibirá la nutrición necesaria. En cuanto a él, en este momento, unas tres semanas después de la concepción, recibe el nombre de embrión, mide unos dos milímetros de largo y tiene forma de disco.

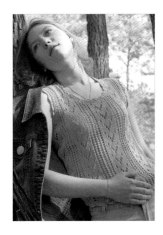

Los intercambios fisiológicos entre la madre y el hijo se realizan a través de la placenta, una especie de esponja sanguínea que permite un aporte mutuo: proporciona al feto sustancias nutritivas y oxígeno y recoge a cambio sus productos de desecho: agua y urea, anhídrido carbónico y otros residuos que llegan al torrente sanguíneo de la madre y son eliminados a través de sus riñones, pulmones e intestino.

10 Otras pistas del embarazo

Pocas situaciones suponen tal revolución en el organismo. La piel, el humor, las apetencias e incluso los patrones de sueño o comida habituales se ven alterados, dando lugar a sensaciones y molestias que dan pistas bastante fiables sobre el nuevo estado.

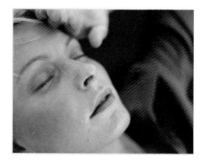

Un buen número de mujeres, antes de confirmar o incluso sospechar su embarazo, se notan extrañas y experimentan sensaciones que, sin llegar a ser desagradables, pueden resultar desconcertantes. Es el caso de la apetencia o repulsión por determinados alimentos, como consecuencia de cambios sensoriales en general y por la acción de la hormona gonadotropina coriónica en particular.

Una alteración común es la mayor percepción de los olores, hasta el punto de que algunos que antes pasaban desapercibidos ahora pueden llegar a resultar insoportables. En los momentos más inmediatos de la fecundación, aproximadamente una semana después de la ovulación, algunas mujeres pueden experimentar un sabor metálico en la boca.

El aumento de la temperatura corporal es otro síntoma a tener en cuenta. Esta es una consecuencia de la acción de la progesterona, que aumenta un grado la temperatura habitual. Hay mujeres que experimentan estreñimiento y flatulencias sin causa aparente, esto se debe a que esta hormona ralentiza el tránsito intestinal.

11 *Pecho creciente... y dolorido*

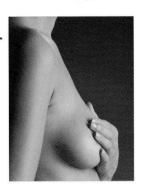

Hasta tres tallas más de sujetador: esta es la increíble metamorfosis que experimenta el pecho durante los nueve meses de embarazo. ¿Culpables? Tanto el juego hormonal como la preparación que se produce en esta zona de tu cuerpo de cara a la futura lactancia.

Uno de los cambios más inmediatos es el aumento del volumen del pecho, sobre todo en los primeros meses. La razón de esta transformación es muy concreta: prepararlo para la producción de leche. Así, al principio del embarazo se desarrolla el sistema glandular y vascular.

Entre el cuarto y el quinto mes comienza la lactogénesis (fase de secreción de la leche), durante la cual se produce el calostro (un líquido que anticipa la leche definitiva), que en ocasiones puede fluir espontáneamente por el pezón.
Además, la areola y los pezones también se agrandan y reciben una mayor pigmentación, y a su alrededor aparecen unos pequeños nódulos llamados tubérculos de Montgomery. También aumenta la sensibilidad por la mayor concentración de estrógeno y progesterona.

Además de adaptar el sujetador a estos cambios, es importante nutrir la piel para evitar la aparición de estrías derivadas de la gran distensión que experimenta la epidermis mamaria, sin olvidar la zona del pezón.

12 Estrategias antináuseas

Para muchas mujeres, es el primer síntoma que les anuncia su nuevo estado, mientras que otras pasan los nueve meses sin padecerlas. Aunque sus causas aún no están claras, parece ser que en su aparición tienen mucho que ver los cambios hormonales del embarazo.

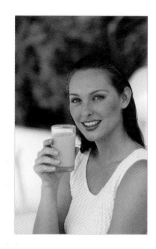

Aunque en los casos más severos el médico puede recetar fármacos específicos, lo habitual es aliviar las náuseas con remedios naturales.

Por ejemplo, hay que evitar tener el estómago vacío, tomando a menudo tentempiés (tostadas, galletas) y masticando muy despacio. También hay que dejar de lado las salsas: incluso las más ligeras (tipo mayonesa) pueden propiciar las náuseas. Algunos expertos recomiendan la ingesta a pequeños sorbos de bebidas gaseosas, las cuales pueden asentar el estómago y cuyo sabor dulce estimula de forma temporal el nivel de azúcar en sangre.

Otras medidas recomendadas son consumir alimentos blandos como la gelatina o tomar una taza de caldo al primer síntoma; incrementar la ingesta de alimentos ricos en vitamina B6 (cuyo déficit está relacionado con una mayor propensión a las náuseas), tales como nueces, semillas y legumbres; y mantener todas las habitaciones de la casa bien ventiladas para evitar los olores.

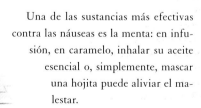

Una de las sustancias más efectivas contra las náuseas es la menta: en infusión, en caramelo, inhalar su aceite esencial o, simplemente, mascar una hojita puede aliviar el malestar.

13 Jengibre en todas sus versiones

De sabor fuerte y ligeramente dulzón, origen exótico y versatilidad de presentaciones, el jengibre es una de las pocas sustancias que resultan realmente efectivas para aliviar las molestas náuseas y calmar los estómagos más revueltos.

Las investigaciones han demostrado que el jengibre es seguro y efectivo contra la náusea y los vómitos de las primeras semanas de embarazo. La clave para sacar todo el partido a sus propiedades antieméticas es reservar su ingesta para los momentos en los que se experimente el malestar, evitado consumirlo a grandes dosis y durante muchos días seguidos.

Se encuentra en forma de raíces frescas o disecadas, tabletas, cápsulas, extracto líquido, tintura y té. Hay indicios de que las náuseas y demás molestias estomacales se alivian más rápidamente si se toma en cápsulas que si se opta por su

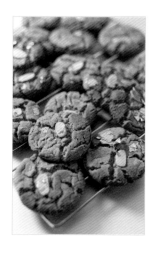

versión en polvo. Lo más socorrido suele ser consumirlo en infusión: mezclar media cucharadita de raíz seca con la cantidad equivalente a un vasito de agua. Tomar un par de tazas al día. También se puede tomar fresco o rayado disuelto en agua o caldos y en jarabe.

Otra opción es recurrir a los alimentos que lo incluyen en su composición. Tal es el caso de las galletas de jengibre y de bebidas elaboradas con este ingrediente, como el *ginger-ale*. La aromaterapia también ayuda: diluir tres o cuatro gotas de aceite esencial de jengibre en un quemador puede hacer que te sientas mucho mejor.

14 ¡Fuera de la despensa!

Tan importante como asegurar la ingesta de nutrientes esenciales para el correcto desarrollo del bebé es eliminar algunos alimentos aparentemente inofensivos pero que pueden convertirse en enemigos potenciales de vuestra salud.

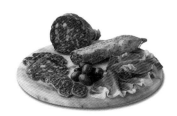

Hay alimentos que deberías evitar, ya que implican cierto riesgo para tu salud y la del bebé. Es el caso de los que se suelen consumir crudos o precisan poca cocción, ya que suponen un campo de cultivo para muchas bacterias peligrosas: los ahumados, los mariscos de concha, algunos embutidos y, sobre todo, los quesos blandos no pasteurizados, uno de los nutrientes más implicados en la aparición de una enfermedad, la listeria, que puede tener consecuencias muy serias para el feto. También debes evitar comer la carne poco hecha: cuanto más cocida esté, más posibilidades habrá de que se hayan destruido los potenciales microorganismos dañinos.

Un capítulo aparte merecería el café. Las últimas investigaciones realizadas al respecto han arrojado nuevos argumentos para restringir su consumo. Es el caso de un reciente estudio llevado a cabo por expertos del Kaiser Permanente en Oakland, California; las mujeres que consumen dosis elevadas de cafeína, más de 200 mg al día, tienen el doble de riesgo de aborto espontáneo que las que no ingieren esta sustancia.

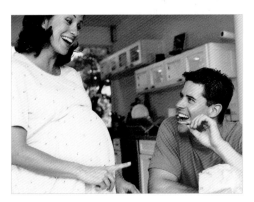

¿La mejor opción durante estos meses? Pasarse al descafeinado o, mejor aún, a las infusiones.

15 La primera ecografía

Esta técnica de diagnóstico, además de todos los parámetros que permite determinar, te ofrece uno de los momentos más especiales de todo el embarazo: la primera imagen de tu hijo.

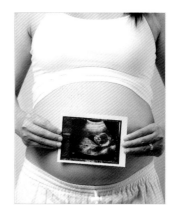

La ecografía es una técnica indolora basada en ultrasonidos que son emitidos por un dispositivo (el transductor) puesto en contacto con el abdomen (abdominal) o el fondo de la vagina (transvaginal). El decantarse por una u otra depende del especialista, aunque lo habitual es que la del primer trimestre sea abdominal. Debe realizarse a partir de la séptima semana (es cuando más información se obtiene) y ofrece datos importantes: las medidas del feto (aunque aún no son definitivas, ya que sus huesos todavía no están unificados), el latido cardiaco, el saco gestacional, el embrión (si es uno o más), las semanas exactas de gestación, etc. Es muy improbable que se puede conocer el sexo del bebé.

Para realizar esta primera ecografía (si es abdominal) es muy importante ir con la vejiga llena e incluso con ganas de orinar, ya que ello facilita una mejor visibilidad de las imágenes. Asimismo, debes evitar ese día aplicar cremas corporales en la tripa ya que los componentes grasos incluidos en estos productos pueden interferir con los geles que se emplean, dificultando la acción del ultrasonido.

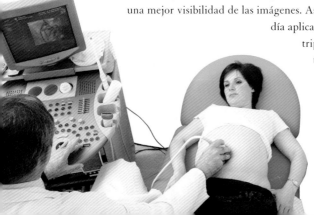

16 Empiezan las analíticas

Hay una serie de pruebas que básicamente van a ser las mismas trimestre a trimestre. Una es el análisis de sangre, en el que se analizan fórmula, recuento, velocidad y plaquetas. También se miden los niveles de glucosa, creatinina, ácido úrico, bilirrubina, GOT y GPT (para verificar el estado del hígado y el páncreas), hierro y ferritina.

Posteriormente a la confirmación de tu nuevo estado, se pone en marcha una batería de pruebas cuyo objetivo es conocer en todo momento cuál es tu estado de salud y en qué situación se encuentra el bebé. Seguirlas a rajatabla es la mejor forma de evitarte —y evitarle— problemas futuros.

Uno de los parámetros a tener más en cuenta es la glucosa, que sirve para valorar el nivel de azúcar en sangre de la madre y detectar una posible diabetes gestacional. El estudio de los niveles de hierro y de ferritina sirve para controlar la cantidad de hierro de la madre gestante y la existencia de anemia.

Este mismo análisis también sirve para descartar o confirmar la presencia de rubéola, sífilis, hepatitis B o C y VIH, así como la toxoplasmosis y la presencia de anticuerpos contra el virus de la rubeola. Esta primera revisión se complementa con un análisis de orina, en el que se reflejan los niveles de sedimento o velocidad y un cultivo para determinar si existe algún tipo de infección en las vías urinarias.

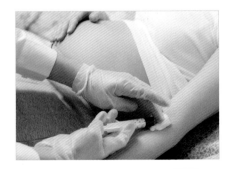

17 Asume tu nuevo estado

Eres la misma… pero ya nada es igual. A tu estilo de vida debes incorporar ahora los cambios que está experimentando tu cuerpo, la perspectiva de traer un nuevo ser al mundo y también los miedos e inseguridades que todo ello te crean.

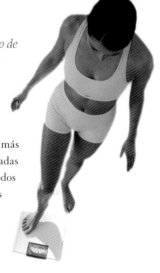

La fatiga y las náuseas pueden hacer que te sientas más cansada e incluso confusa. Hay muchas embarazadas que, pese a descansar lo suficiente, pasan por periodos en los que no pueden recordar determinados datos o detalles. No hay por qué preocuparse, ya que tanto el carrusel hormonal como la lógica preocupación por el bebé hacen que otras cosas más mundanas –las facturas, gestiones de tu trabajo, etc.– pasen a un segundo plano.

También es habitual que, tras la euforia inicial, los miedos e inseguridades hagan acto de presencia. Se trata de situaciones típicas inherentes a tu nuevo estado y responden tanto al proceso natural de adaptación a una nueva circunstancia vital como al miedo –desde todo punto de vista lógico– a lo desconocido. Es más, algunos estudios realizados al respecto han puesto de relieve que plantearse este tipo de cuestiones es positivo a la hora de prepararse para desarrollar el rol de madre.

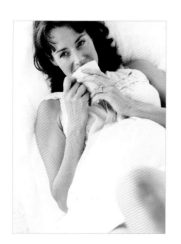

Un consejo: recuerda siempre que no existe la educación perfecta, ni la madre perfecta… ni la embarazada perfecta, así que rebaja el nivel de tus autoexigencias e intenta disfrutar tu embarazo día a día.

18 Saca tiempo para descansar

Los expertos no se cansan de repetirlo: el embarazo no es una enfermedad, es un estado natural en la mujer. No obstante, las transformaciones que se producen a todos los niveles pueden hacer que, sin abandonar las actividades habituales, sí que haya que hacerlas a un ritmo distinto y relajado.

A principios del embarazo, la progesterona puede hacerte sentir lenta y somnolienta. Además, el cuerpo produce más sangre para transmitir nutrientes al bebé, lo que supone más trabajo para el corazón y otros órganos. También cambia la forma en que el organismo procesa los alimentos y nutrientes. La fatiga también puede ser un síntoma de anemia, en particular aquella que indica deficiencia de hierro y que afecta a casi la mitad de las embarazadas.

Es importante dormir pequeñas siestas: tras el almuerzo o antes de la cena. Intenta también tomar descansos frecuentes en el trabajo para moderar el ritmo y recuperar energías. Limita los encuentros sociales y recurre a las técnicas de relajación.

Y pide ayuda: deja que tu pareja, tus hijos o amigos te ayuden en la casa y empieza a manejar un concepto que vas a tener que dominar en cuanto nazca el bebé: delegar.

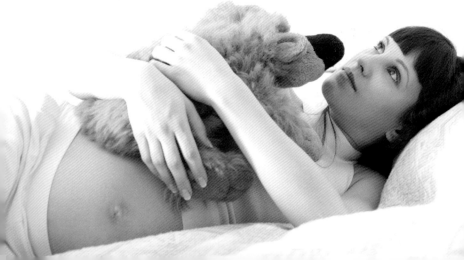

19 El inicio de vuestras «charlas»

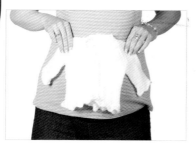

La idea de que el feto capta la información, reacciona al estímulo y es capaz de aprender ya estaba presente en las antiguas culturas china y japonesa, las cuales consideraban que, cuando nacía, el bebé ya tenía un año de vida.

El del oído es el sentido que alcanza un mayor desarrollo intrauterino y también el que antes se forma (seguido por el de la vista). Los primeros indicios de sus futuras orejas comienzan a perfilarse durante las primeras semanas de gestación en unas protuberancias situadas bajo su rudimentaria cabeza, los arcos braquiales.

Poco a poco, los pabellones auditivos se irán desplazando desde ahí hasta su localización definitiva y en la semana 18 ya tendrán su aspecto normal y en la 20 el oído interno estará totalmente desarrollado, de forma que se puede decir que es aquí cuando el bebé comienza a «escuchar», pero no a oír, de ahí la importancia de establecer con él desde el principio un «diálogo» con palabras afectivas.

Para él se convertirá en un sonido familiar y la madre irá adquiriendo el hábito de «charlar» con el niño que lleva dentro, muy importante a lo largo de la segunda mitad del embarazo, porque es cuando el feto será capaz de discernir con claridad su voz de otros sonidos que le envuelven (los procedentes del corazón de la madre, los ruidos intestinales, la circulación del cordón umbilical...).

20 Cuándo y cómo dar la noticia

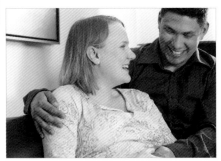

Cada mujer es un mundo en lo que se refiere a hacer público su nuevo estado. La vehemencia y rapidez con que se haga depende de las circunstancias, la única regla es seguir tu instinto y tu sentido común.

Hay mujeres que no les importa informar inmediatamente sobre su nuevo estado; otras, más cautas, prefieren primero asumir su nueva situación. Lo mejor es no someterse a ninguna presión y dejar que sean las circunstancias las que marquen cuándo y cómo das la noticia.

Una de las cuestiones que más dudas suscitan es comunicarlo a tus otros hijos. Es una buena idea adaptar las explicaciones a su lenguaje. Por ejemplo, si es pequeño, y no domina el concepto de tiempo, será más útil explicarle que el bebé llegará en determinada época del año, como en invierno.

En cuanto al ámbito laboral, si en el puesto de trabajo existe algún riesgo tanto para el bebé o para ti, la empresa debe saberlo cuanto antes para que se adopten las medidas oportunas en materia de prevención de riesgos laborales. También debes comunicarlo para solicitar los permisos necesarios para las distintas revisiones y analíticas o para asistir a la preparación al parto.

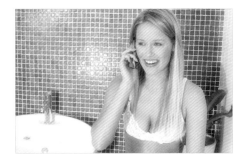

21 ¿*Antojos? Date el gustazo... sin pasarte*

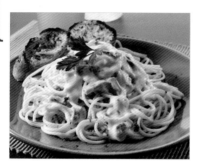

La creencia de que si no se satisface un antojo el niño nace con una mancha en la piel es absolutamente falsa. Sin embargo, la apetencia irrefrenable por un alimento tiene su orígen en las transformaciones que se están produciendo en tu interior.

La predilección o el asco a ciertos alimentos se encuentra en los cambios hormonales, exacerbados en los primeros meses y culpables de que sientas ganas de consumir sobre todo carbohidratos (dulces, pan, pasta…). Otra razón es el descenso de la glucosa en los primeros meses. También podrían estar motivados por la disminución del ácido clorhídrico que se produce en el estómago de algunas embarazadas, lo que explica la preferencia por alimentos ácidos como el tomate o los pepinillos.

Los expertos coinciden en que lo mejor es saciarlos con moderación, siempre y cuando no se trate de alimentos con «efectos secundarios» (picantes, por ejemplo) y sin bajar la guardia ante «clásicos» como los carbohidratos simples y los azúcares, que pueden traducirse en kilos de más. Otra buena opción es calmar las ganas de estos alimentos consumiendo otros más saludables.

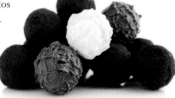

22 Cuidados dentales

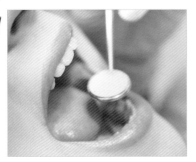

«Cada embarazo cuesta un diente». Este dicho popular tiene su razón de ser en el hecho de que el juego hormonal afecta a la encía, volviéndola más sensible a la acción de la placa dental y acentuando los problemas dentales. Hay que extremar el cuidado de la boca.

Una de las dolencias dentales más típicas es la gingivitis, esto es, una inflamación en las encías. Según la Asociación Internacional de Investigación Odontológica, si no es tratada debidamente puede afectar al crecimiento fetal y hacer que nazca con menos peso. Otro problema típico es una mayor propensión al sangrado de las encías. Para evitarlo, cepíllate y pasa la seda dental con regularidad.

En el caso de que existan caries, estas no sólo pueden, sino que deben tratarse, ya que puede ser más perjudicial tanto para la madre como para el niño una infección provocada por ella que la propia caries en sí. En cuanto a los posibles efectos de la anestesia sobre la salud del futuro bebé, aunque sí es cierto que atraviesa la placenta, no le perjudica. El único efecto secundario puede ser una ligera taquicardia por la acción de los fármacos vasoconstrictores contenidos en la anestesia, pero ello se evitaría poniendo a la madre anestesia sin adrenalina.

Según la Sociedad Española de Periodoncia y Osteointegración, el periodo de mayor riesgo para la dentadura de la gestante es a partir del segundo y tercer mes.

23 A vueltas con los medicamentos

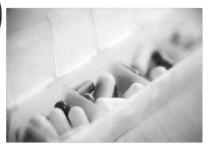

Fármacos y embarazo están reñidos en la mayoría de los casos. Pero ni todos están prohibidos durante los nueve meses ni se puede aplicar la misma regla cuando la futura madre padece una enfermedad.

Cada circunstancia debe valorarse de forma individual. Hay algunos medicamentos, como por ejemplo los analgésicos (el paracetamol), que no suelen entrañar ningún problema para el feto. En cuanto a los antiinflamatorios no esteroideos, el médico debe valorar el riesgo-beneficio a la hora de emplearlos.

En lo que respecta a los antibióticos, mientras algunos se podrían prescribir por el médico para las infecciones de carácter leve (ampicilina, amoxicilina, penicilinas), otros, como las tetraciclinas, están contraindicados. Hay sospechas de que tanto los antitusígenos como los ansiolíticos pueden aumentar la incidencia de alteraciones en el desarrollo o producir efectos adversos sobre el feto.

El gran dilema es cómo seguir tratando durante la gestación a aquellas mujeres que padecen una enfermedad crónica. Según el protocolo de los embarazos de riesgo, la medicación depende de la dolencia, de su gravedad y del estado de la paciente, pero en líneas generales la premisa a seguir es optar por aquellas alternativas que controlen la enfermedad produciendo los mínimos efectos en el feto.

24 Activa tu circulación

Las varices, los calambres, la sensación de pesadez y la hinchazón son efectos colaterales del incremento de flujo sanguíneo y, más concretamente, de la retención del mismo.

Durante estos meses el flujo sanguíneo es mayor, ya que este tiene una doble misión: la habitual, que es transportar oxígeno y otros nutrientes al organismo, y la adicional, hacer partícipe de esta función de suministro al feto en formación.

Para activarlo, hay una serie de ejercicios sencillos que permiten hacerlo en cualquier momento. Por ejemplo, caminar sobre las puntas de los pies descalzos durante aproximadamente cinco minutos; en posición firmes, levantarse sobre la punta de los pies para bajar después lentamente o mover las piernas haciendo la bicicleta unas 50 veces.

Si trabajas mucho tiempo sentada, puedes recurrir al siguiente ejercicio: sin levantarte y con los pies apoyados en el suelo, levanta la punta; eleva después los talones y, luego, con ambas piernas estiradas y una de ellas más elevada que la otra, gira el pie sobre su eje primero en el sentido de las agujas del reloj y después en sentido contrario.

La natación, el yoga, los masajes o simplemente una agradable caminata son otras estupendas opciones para poner tu sangre en movimiento.

Y no hay que olvidarse de beber agua suficiente, y evitar el exceso de sal, pues favorece la hinchazón.

25 El desayuno que necesitas

El desayuno es la comida más importante del día, ya que tras varias horas de sueño y ayuno todos los nutrientes se asimilan mejor. De ahí que sea el momento perfecto para incluir todos los alimentos que tanto tú como tu bebé en formación necesitáis para funcionar a pleno rendimiento durante toda la jornada.

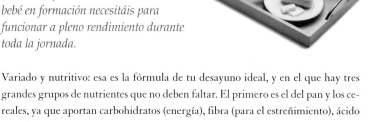

Variado y nutritivo: esa es la fórmula de tu desayuno ideal, y en el que hay tres grandes grupos de nutrientes que no deben faltar. El primero es el del pan y los cereales, ya que aportan carbohidratos (energía), fibra (para el estreñimiento), ácido fólico (previene los defectos del tubo neural), hierro (contra la anemia) y vitaminas del grupo B (para el correcto desarrollo fetal).

El segundo son las frutas, ya que además de carbohidratos, fibra y folatos proporcionan betacarotenos (el organismo los convierte en vitamina A, fundamental para el desarrollo del futuro bebé), vitamina C (contribuye a reforzar huesos y dientes y potencia la absorción de hierro) y agua (ayuda a prevenir la deshidratación y mantiene la temperatura corporal en los niveles adecuados).

Y el tercer grupo, absolutamente imprescindible, es el formado por la leche y sus derivados (yogures, quesos), pues son la principal fuente de calcio (clave para sus huesos y los tuyos), vitamina D (potencia la absorción de calcio) y vitaminas del grupo B. Otra razón para desayunar «a cuerpo de reina»: muchas de las náuseas matinales del primer trimestre se calman comiendo algo.

26 Sexo: sí, se puede

A unas no les apetece; otras, en cambio, experimentan durante el embarazo un incremento en su libido que las hace mucho más proclives a hacer el amor con su pareja. ¿Se puede? A no ser que el médico indique lo contrario, no hay razón para prescindir de las relaciones sexuales en la gestación.

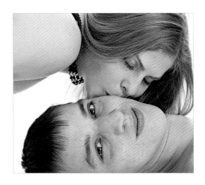

Es una de las dudas más frecuente entre los futuros padres: ¿podemos seguir haciendo el amor? La respuesta es sí. Sólo en los embarazos de alto riesgo o si existe riesgo de aborto hay que evitar el sexo. De hecho, las hormonas incrementan el impulso sexual de muchas mujeres, haciéndolas sentirse más voluptuosas. En lo que respecta al bebé (la idea de hacerle daño es una de las que más inhibe a las parejas a mantener relaciones sexuales), no corre ningún riesgo, pues está perfectamente protegido dentro del líquido amniótico y del abdomen materno.

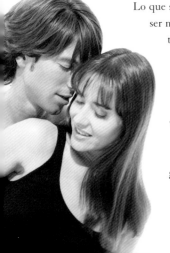

Lo que sí es cierto es que debido a los cambios anatómicos suele ser necesario introducir ciertas modificaciones en los encuentros sexuales, sobre todo en lo que a las posturas se refiere. Por ejemplo, después del cuarto mes, es aconsejable evitar recostarse sobre la espalda, ya que el peso del útero en crecimiento puede oprimir vasos sanguíneos importantes. Hay que evitar también los movimientos excesivamente bruscos.

Está comprobado que una vida sexual activa durante la gestación permite que los músculos de la vagina se ejerciten, mejorando su tono de cara al momento del parto.

27 ¿Vendrá sano?

Detección temprana: ese es el objetivo de las nuevas técnicas de diagnóstico prenatal, cada vez son más precisas y sencillas de realizar.

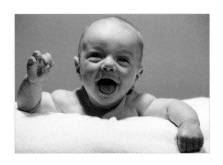

Una prueba precisa es la amniocentesis. Realizada en la semana 15 diagnostica posibles alteraciones cromosómicas. Se recomienda a mayores de 35 años y si hay antecedentes familiares. Otra prueba no tan certera es la del triple screening, que contempla tres parámetros: la edad materna, la proteína alfafetoproteína y la hormona beta-HCG. Se realiza alrededor de la semana 14.

La biopsia de corion es un test de diagnóstico fiable que confirma o descarta la existencia de trastornos cromosómicos, ciertas enfermedades hereditarias y también, errores innatos del metabolismo.

28 ¿Al baño a todas horas?

A medida que el útero aumenta y la vejiga se llena, las ganas de orinar se incrementan. Además, el riñón filtra más sangre.

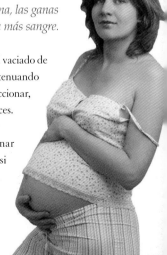

Puedes balancearte mientras orinas, para favorecer el vaciado de la vejiga. Aconsejan las fajas que sostienen la tripa atenuando la presión. Para controlar las pérdidas de orina, al miccionar, trata de retener el chorro y soltarlo. Repite varias veces.

Debes consultar al médico si las ganas de orinar van acompañadas de escozor o dolor y, también, si adviertes la presencia de sangre en la orina, ya que puede que sea cistitis.

29 *Nos relajamos*

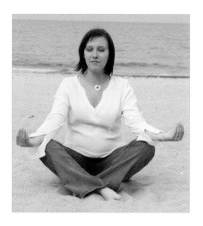

Un estudio reciente en la Universidad de Manchester relaciona el estrés excesivo durante las primeras semanas con un aumento de las posibilidades de parto prematuro y de problemas de nacimiento en el bebé. Debes hacer de la relajación tu mejor aliado.

El mejor antídoto frente al estrés y la ansiedad es dominar las técnicas de relajación que, por otro lado, te van a ser de gran utilidad de cara al parto. Al relajarte, además de oxigenarte mejor (lo que redunda directamente en el bienestar del bebé), logras descansar un numeroso grupo de músculos. Hay distintas modalidades. A veces, basta sólo con que te tumbes en el sofá, cierres los ojos y te dediques a visualizar imágenes tranquilizadoras y placenteras. Otra estrategia es la meditación, que, además de templar los nervios, potencia el autocontrol.

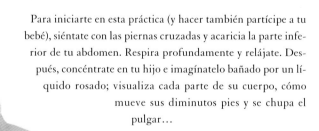

Para iniciarte en esta práctica (y hacer también partícipe a tu bebé), siéntate con las piernas cruzadas y acaricia la parte inferior de tu abdomen. Respira profundamente y relájate. Después, concéntrate en tu hijo e imagínatelo bañado por un líquido rosado; visualiza cada parte de su cuerpo, cómo mueve sus diminutos pies y se chupa el pulgar…

Para que la relajación sea efectiva debes practicarla con frecuencia, de forma que cada vez te resulte más fácil desconectar totalmente del estrés y la ansiedad.

30 Ropa de premamá: empieza a pensar en ella

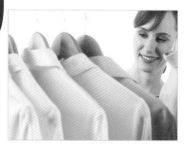

Cómoda y práctica. Por encima de todo diseño, estas son las dos premisas que debe cumplir la ropa específica para embarazadas. Afortunadamente, las líneas actuales se han modernizado mucho y ya es posible lucir tripa sin dejar de ir a la moda.

Durante los primeros meses puedes llevar tu ropa de siempre, aunque empezarás a necesitar modelos más amplios en el pecho, el abdomen y la parte alta de las piernas. A efectos prácticos, cuando empieces a usar ropa específica de premamá, opta por los diseños que se van adaptando a las distintas etapas de la gestación (están elaborados a base de elásticos, cinturillas y botones ajustables).

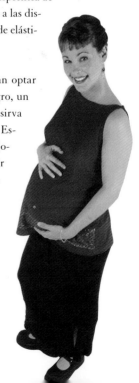

Los expertos en estilismo premamá recomiendan optar siempre por los siguientes básicos: un pantalón negro, un vaquero y un vestido sencillo en tonos neutros que sirva de base a distintas combinaciones y complementos. Estos últimos (bolsos, pañuelos, bisutería) serán tus mejores aliados frente al aburrimiento y la sensación de ir vestida siempre igual. En cuanto a los zapatos, estos también tienen que ser cómodos. Busca modelos de suela y tacón anchos, no más altos de tres o cuatro centímetros.

Una idea: existen tiendas de moda premamá que ofrecen la ventaja de arreglar la ropa y adaptarla a tu nueva silueta después del parto, lo que te permitirá seguir utilizándola en las próximas temporadas.

31 *Cómo prevenir las varices*

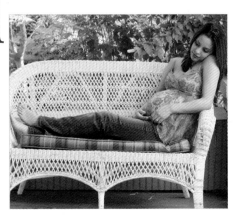

Dolor, cansancio, sensación de peso en las piernas, hinchazón, quemazón... son algunos de los síntomas de las varices o venas varicosas, un trastorno directamente relacionado con los cambios que el embarazo ejerce sobre la circulación sanguínea.

Las varices aparecen por el aumento de la presión del útero sobre las venas de la pelvis, el incremento del volumen de la sangre que circula por las venas y la acción de las hormonas, que favorece la distensión de las paredes venosas. Es en los primeros meses cuando se forman las telangiectasias (venitas rojas y muy finas), que derivarán después en las varices propiamente dichas.

La prevención es determinante y, para ello, evita la ropa que apriete alrededor de las piernas y de la cintura, duerme con los pies elevados unos 15 cm por encima del resto del cuerpo (coloca tacos de madera bajo la cama o recurre a los almohadones), muévete si tienes que estar de pie durante mucho tiempo e intenta no exponer las piernas directamente al sol (el calor dilata las venas). Pregunta a tu médico sobre la conveniencia de llevar medias de compresión, que, además de aliviar las molestias, impiden que las venas superficiales se dilaten, ya que ejercen una presión máxima en el tobillo y mínima en el muslo.

32 Objetivo, ni media estría

Frente a esta peculiaridad de la gestación hay que actuar con rapidez y con mucha antelación, ya que una vez instaladas es prácticamente imposible borrarlas de la piel y, además, las posibilidades de ganarles la partida son inversamente proporcionales al tiempo que hace que hayan salido.

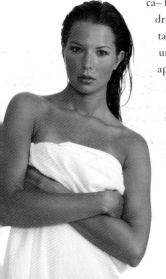

Aparecen en forma de líneas paralelas de piel rojizas, brillantes y delgadas, que con el tiempo van adquiriendo un tono blanco. Las zonas de mayor riesgo son todas aquellas que aumentan de volumen durante estos meses: el vientre, el pecho, la cadera, las nalgas, los muslos e, incluso, en los brazos. Suelen aparecer a partir del sexto mes, de ahí la importancia de prevenirlas en los meses previos. Y la mejor –por no decir la única– forma de hacerlo es incrementar al máximo las dosis de hidratación, aplicando una crema rica en ingredientes hidratantes y emolientes y favoreciendo su penetración mediante un suave masaje, incidiendo en las zonas más proclives a su aparición.

La ducha es otra gran aliada, ya que el agua fría en contacto con la piel activa la circulación, tonifica la epidermis y deja los poros listos para recibir la acción de los activos hidratantes de la crema corporal.

También es importante incrementar la ingesta de alimentos ricos en vitamina A, C, E y K: verduras de hoja verde, pescados azules, leche, cítricos…

33 La segunda ecografía

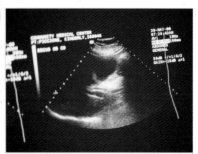

Se conoce como la ecografía de diagnóstico prenatal, ya que es una de las más reveladoras de toda la gestación al realizarse en la mejor etapa para analizar la formación del feto con la máxima precisión. Además, en esta prueba se puede ver el sexo del bebé.

Se programa alrededor de la semana 20 y ofrece una información muy detallada, ya que en estos momentos el líquido amniótico es abundante y los ultrasonidos se perciben mucho mejor. Revisa todos los detalles de la anatomía del bebé: el cráneo, la cara, la columna vertebral, el tórax, el corazón, el abdomen, las piernas y los brazos. También se verifican las medidas de la nuca, el diámetro de la cabeza (que pasa a ser de 5,4 centímetros) y de su perímetro (unos 20 centímetros); y determina el perímetro del abdomen, la longitud del hueso de la cadera y el fémur.

Otro aspecto importante es que reevalúa la fecha de gestación y, por tanto, la aproximada del parto. Pero, sobre todo, se trata del momento óptimo para saber si lo que esperas es un niño o una niña, ya que los órganos genitales son bastante visibles y el margen de error es muy pequeño.

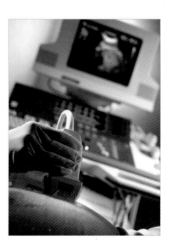

Por otro lado, es capaz de descartar la existencia de cualquier obstáculo o anomalía derivada de la placenta: espesor, volumen del líquido amniótico, estado del cordón umbilical…

34 Primeras patadas

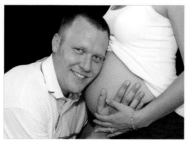

El feto se mueve desde el principio, pero es hacia la semana 20 a 23 cuando la pared del útero contacta con la abdominal y los movimientos empiezan a ser perceptibles. Son la mejor garantía de bienestar fetal.

Debido a la distensión previa, las mujeres que ya han tenido más hijos suelen percibir estos movimientos antes y con más nitidez que las primerizas, quienes pueden confundirlas con gases o con movimientos tipo calambre o culebrilla. La clave para identificarlas correctamente es que las patadas que se sienten en este momento no duelen, como ocurre en el caso de los gases.

Los movimientos del bebé en el útero guardan mucha relación con el estado de la madre y con las actividades de esta. Así, por ejemplo, notarás que cuando acabas de comer se intensifican y, de hecho, cuando se realizan pruebas de bienestar fetal y se aprecia falta de movimiento porque el feto está dormido, se le ofrece un caramelo a la madre para que se despierte y «entre en acción». Por el contrario, cuando la madre está en movimiento, apenas lo nota, ya que el balanceo le adormece.

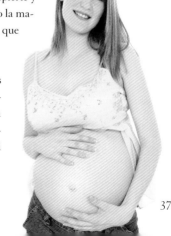

Un truco: para percibir los movimientos de tu hijo con más claridad, relájate y descansa con las piernas estiradas. En esta postura estarás más receptiva e incluso podrás percibir en qué lugar de tu tripa está colocado.

35 ¿Cuánto puedes engordar (de verdad)?

La gestación da lugar a un aumento de peso lógico, debido a los cambios que se producen en tu organismo. Hay una alteración en el metabolismo de los hidratos de carbono por la cual tu cuerpo tiende a almacenar grasa (especialmente en zonas como el abdomen, los muslos, los brazos y la espalda) que en otras circunstancias se eliminarían. Se trata de un mecanismo natural destinado a fabricar una reserva de cara a la lactancia.

Aunque el aumento de peso recomendado para el embarazo depende de cada mujer, generalmente los expertos aconsejan ganar entre 9 y 11 kilos. Pero lo importante es una dieta en la que estén presentes todos los nutrientes esenciales tanto para tu bienestar como para el correcto desarrollo fetal.

La distribución de los kilos ganados a lo largo de estos nueve meses es aproximadamente la siguiente:

- Útero: 1 kg.
- Líquido amniótico: 800 g-1 kg.
- Placenta: 500-750 g.
- Mamas: de 500 g a 1 kg.
- Aumento del volumen sanguíneo: 800 g.
- Líquido retenido fuera de los vasos sanguíneos: 800 g.
- Grasa acumulada en abdomen, muslos y brazos: 1 kg.
- Peso del niño: 3-3,5 kg.

Un régimen hipocalórico o restrictivo está totalmente contraindicado en el embarazo. La clave es una dieta equilibrada.

36 Hierro: absolutamente imprescindible

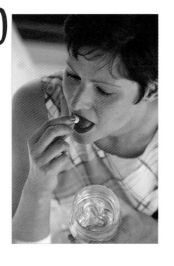

Según estudios del Departamento de Alimentos y Nutrición de la Academia de Ciencias norteamericana, para las necesidades extra de hierro durante el embarazo es necesario recurrir a suplementos de unos 30-60 mg al día, que se pueden obtener tanto en comprimidos como en complementos vitamínicos.

El hierro permite a la hemoglobina (proteína que da a la sangre su color rojo) transportar oxígeno a cada célula de tu cuerpo y del niño, de ahí que uno de los principales enemigos a prevenir sea la anemia gestacional, bastante frecuente debido a que en esta etapa los requerimientos de hierro por parte del organismo son mayores.

Hay alimentos absolutamente necesarios: verduras de hoja verde, legumbres, melaza, carne magra, orejones, frutos secos, marisco, berberechos, naranjas, arándanos, cereales integrales. Las zanahorias, sobre todo crudas, son un remedio antianemia conocido desde la antigüedad: se dice que «infunden sangre en el organismo», por lo que se debe incluir en los menús diarios.

Junto a los suplementos farmacológicos, los complementos dietéticos suponen una gran ayuda para estabilizar los niveles de hierro en sangre y paliar muchos de los síntomas derivados de su déficit. El polen, la levadura de cerveza y, sobre todo, la jalea real tienen un efecto reconstituyente.

37 Embarazo y pareja: así os afecta

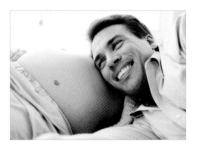

Los cambios hormonales, las circunstancias nuevas y las perspectivas de futuro pueden hacer mella en la relación de pareja. Sentimientos como el rechazo, la falta de entendimiento y la susceptibilidad extrema suelen hacer acto de aparición.

Mientras los cambios de humor se reducen, no ocurre lo mismo con la incertidumbre, la inestabilidad y las tensiones con la pareja. De hecho, mientras unas mujeres se muestran exultantes de amor hacia el padre de su hijo, otras desarrollan hacia él un sentimiento muy parecido al rechazo.

Los expertos coinciden en que se trata de una circunstancia normal, que puede surgir como una respuesta involuntaria al nuevo orden que se le impone a la embarazada. Un sentimiento posesivo excesivo, la mayor vulnerabilidad emocional y una excesiva obsesión por el nuevo estado, que hace que el otro «sobre», son algunas de las situaciones que se presentan. Los especialistas aconsejan no albergar sentimientos de remordimiento ni culpabilidad, ya que se trata de problemas pasajeros motivados por el cambio hormonal.

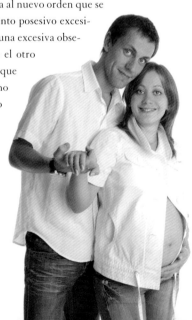

En lo que respecta al otro, además de altas dosis de paciencia, es importante que asuma esta actitud de la embarazada como un síntoma más de la gestación y no se lo tome como algo personal.

38 Lencería premamá: todo un mundo

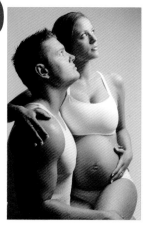

Estética y funcional: estas son las premisas a las que debe ajustarse la ropa interior durante el embarazo. Y es que, las transformaciones constantes que se producen en la anatomía femenina a partir del cuarto mes hacen necesario el uso de lencería específica.

La actual lencería premamá poco tiene que ver con los modelos pseudosortopédicos de antaño y cumplen su función sin perder de vista los detalles que realzan el atractivo interior. Cuestiones de diseño aparte, busca prendas elaboradas en tejidos a la vez suaves y elásticos, para asegurar su adaptación a tu figura y una correcta transpiración. La microfibra y el algodón son los más adecuados.

Los cambios en el pecho hacen necesario el uso de un sujetador específico. Los modelos que cuentan con más adeptas son los multiusos, que se adaptan y están dotados de un sistema de apertura que facilita la lactancia. En cuanto a las braguitas, hay que elegir prendas que aseguren la sujeción, pero sin apretar en exceso.

La faja para sostener el abdomen, pero sin entorpecer el movimiento de los músculos abdominales, está indicada en las mujeres que han tenido más de un embarazo, en los embarazos de gemelos, en caso de fetos grandes o cuando aparecen dolores articulares en la pelvis o en la espalda.

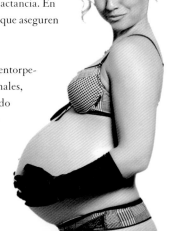

39 Te presento a Mozart (estimulación auditiva)

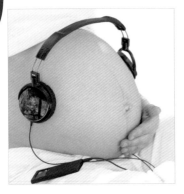

Son muchos los estudios que han demostrado una relación directa entre la música clásica en general –y la compuesta por Mozart en particular– y las funciones cerebrales e intelectuales del bebé en formación.

En diversos estudios se ha comprobado que la música clásica ejerce efectos beneficiosos en el feto durante el embarazo. Lo que hace a las composiciones de Mozart tan especiales en esta etapa es el hecho de que todos sus sonidos son puros y simples, lo que facilita que el feto los perciba con facilidad a través del útero.

Las audiciones de este compositor son una estupenda vía de intercomunicación prenatal; estimula el desarrollo cerebral del feto e influye positivamente en sus percepciones y actitudes emocionales; proporciona al bebé modelos de sonidos a partir de los cuales, una vez nazca, podrá formar su comprensión del mundo físico que le rodea.

Entre el amplio repertorio de sus obras hay algunas especialmente indicadas para conseguir estos efectos. Así, para potenciar su desarrollo auditivo, el *Andantino del Cuarteto para flauta en do mayor*; para regular sus patrones de sueño, el *Andante de la Sinfonía n.º 25 en sol menor*; y para estimular su cerebro, las variaciones en do mayor sobre la canción *Ahj Vous dirai-je mamam*.

40 ¿Y si vienen dos?

Según las estadísticas, la proporción de embarazos dobles varía según las regiones del planeta: en África puede ser uno de cada 40; en Europa, uno de cada 80; y en Asia se trata prácticamente de una excepción.

A partir de la 7.ª semana la ecografía ya puede detectar si vienen uno, dos... o más bebés. Últimamente el porcentaje de embarazos dobles se ha multiplicado considerablemente. Uno de los motivos principales suele ser la reproducción asistida.

Los gemelos rara vez crecen de manera idéntica e incluso suelen registrar diferencias de peso y maduración. Aunque la norma es que nazcan niños completamente sanos, es obligatorio establecer un mayor control a partir de la semana 20 y también se aconseja extremar los cuidados y descansar más.

Como media, este tipo de embarazos duran unas tres semanas menos, pues el útero suele alcanzar su máxima distensión alrededor del séptimo o el octavo mes, lo que puede favorecer las contracciones y adelantar el parto. No necesariamente implica una cesárea, sino que esto depende de la posición de los fetos, la existencia de sufrimiento fetal, el momento en el que se inicia el parto y la posibilidad de otro tipo de complicaciones.

El bebé que ve antes la luz es el mayor y se llevará con su hermano los segundos o minutos que este tarde en nacer. El que uno salga antes depende de cómo se hayan instalado los embriones en la cavidad abdominal materna o de cómo se hayan ido colocando y encajando a lo largo del embarazo.

41 *Fluidez versus retención de líquidos*

La principal causa del edema o hinchazón es la compresión que el feto ejerce sobre la vena cava (delante de la columna vertebral), lo que ralentiza el retorno sanguíneo desde las piernas al corazón, favoreciendo la retención de líquidos.

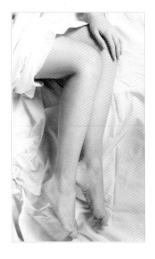

El líquido corporal adicional te ayuda a prepararte para los cambios inherentes al embarazo y el parto. Permite que tus tejidos soporten el crecimiento del bebé y prepara tu área pélvica para el parto. Debido a este incremento, las retenciones primero y las hinchazones después son muy frecuentes.

Una de las primeras medidas es reducir la sal. Puedes obtener el sodio a través de otros alimentos (queso, carne, pescado). Si descansas sobre el lado izquierdo, los edemas se reducen considerablemente; bebe alrededor de 1,5 litros de líquido (en forma de agua, zumos o infusiones); y toma alimentos diuréticos, como la piña, los espárragos, alcachofas, berros, brócoli, etc.

Llama a tu médico si la hinchazón es severa o repentina, en las manos o en la cara, alrededor de los ojos, y si una pierna está mucho más hinchada que la otra, en especial a media pierna o en el muslo.

42 *Remedios exprés contra el estreñimiento*

La hormona progesterona es la culpable de que los músculos intestinales se relajen y no hagan su trabajo correctamente. A esto hay que unir la presión del útero, cada vez más grande, que también inhibe la actividad del intestino. Esta situación, además del malestar que produce, favorece la aparición de otra molestia típica: las hemorroides.

Las dos pautas básicas para combatir el estreñimiento es aumentar la ingesta de los alimentos ricos en fibra (fruta, verdura, cereales integrales…) y beber entre seis y ocho vasos de agua al día. Un remedio que suelen funcionar bien es el zumo de higos macerado: pon en agua tres o cuatro higos y déjalos macerar durante seis horas. Después, tritúralos, añade unas cucharaditas de semilla de lino y medio vaso de otro zumo de fruta. Si se toma por la noche, el resultado suele verse a la mañana siguiente.

Otra receta casera muy efectiva consiste en poner en un vaso tres o cuatro ciruelas secas, dejándolas en remojo toda la noche y, en ayunas, beber el agua y comer las ciruelas.

Una buena alternativa a los laxantes tradicionales es tomar por la noche, antes de acostarte, una cucharada sopera de semillas de zaragatona (*Plantago psyllium*) previamente puestas en remojo en un vaso de agua mineral durante ocho o diez horas. Ingiere tanto las semillas como el agua. Este remedio también es válido para los casos de hemorroides, ya que las semillas ablandan el bolo fecal, facilitando las deposiciones.

Si a pesar de todas estas medidas la situación no mejora, consúltalo con el ginecólogo.

43 *Tu tensión, bajo control*

En las embarazadas, la presión arterial se mide en cada visita al médico por el riesgo que existe de que se presenten dos tipos de hipertensión: la gestacional y la preeclampsia. Suelen aparecer en las últimas semanas de gestación y desaparecen sin tratamiento poco tiempo después del parto.

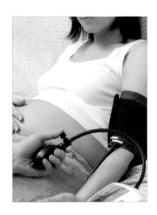

Si los niveles de tensión suben notablemente a raíz del embarazo se produce una hipertensión gestacional, causa de posibles partos prematuros o bajo peso al nacer. Esta hipertensión puede evolucionar hacia una preeclampsia, una subida repentina de la presión arterial que va acompañada de la presencia de albúmina en la orina y requiere un ingreso hospitalario.

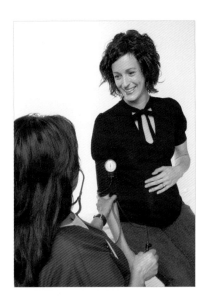

Debes vigilar que los valores de tensión no superen los 140/90; la hinchazón generalizada en piernas, manos y cara; cefaleas, alteraciones de la visión, convulsiones, dolores intensos en el estómago y hemorragias. Se ha relacionado con el exceso de una hormona producida por la placenta, de carácter genético, por la edad materna y con los embarazos gemelares. El riesgo es más alto en el primer embarazo y el tratamiento requiere ingreso médico, reposo físico (mejor tumbada de lado, ya que boca arriba hay riesgo de que el feto comprima la vena cava y disminuya el volumen de la sangre que sale del corazón materno), tratamiento farmacológico y, por supuesto, control exhaustivo.

44 No te quedes parada

El ejercicio físico moderado es muy recomendable en el embarazo. Tan sólo debes evitar todos los deportes de contacto, los que se practican sobre superficies duras, aumentan la presión abdominal (salto, baloncesto, voleibol...) o exigen un excesivo trabajo de la musculatura abdominal, la gimnasia de aparatos, el esquí náutico, el patinaje, el esquí alpino y deportes de raqueta, estos últimos salvo si se realizan en sesiones cortas y se evita el saque por la amplitud de movimientos que requiere.

Además de evitar que la báscula se dispare y favorecer la correcta oxigenación del bebé, la práctica habitual de ejercicio permite mantener en forma la musculatura (que soporta más peso de lo normal) y proporciona la flexibilidad necesaria para el parto.

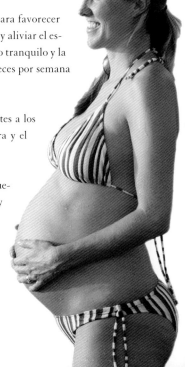

Los ejercicios aeróbicos se recomiendan para favorecer la circulación, desarrollar la capacidad física y aliviar el estreñimiento. Los más apropiados son el paseo tranquilo y la natación, lo aconsejable sería tres o cuatro veces por semana durante 10-20 minutos.

Los de fortalecimiento hacen más resistentes a los músculos del cuerpo para soportar la postura y el peso extra y proteger las articulaciones.

Pero si hay una actividad física de la que puedes abusar son los ejercicios de estiramiento y relajación. Mantienen una fuerza y flexibilidad normales en zonas tan vulnerables como los brazos, las piernas, la espalda y el cuello. Además, son ideales para descargar la tensión muscular. Los expertos aconsejan realizar este tipo de ejercicios a diario.

45 La lista de la compra

Según un estudio llevado a cabo por expertos españoles, mexicanos y griegos, seguir una dieta mediterránea puede proteger a los bebés de padecer asma y algunas alergias. Pero además aporta todos los nutrientes que necesitas.

El reparto de calorías por grupos alimenticios debe ajustarse aproximadamente así: un 15 % de proteínas; un 30-35 % de grasas y un 55-60 % de hidratos de carbono.

- Proteínas. Las dos terceras partes deben ser de origen animal (carnes, aves, pescados, huevos y lácteos), ya que aportan los aminoácidos necesarios para la formación de los tejidos del niño, y la otra tercera parte debe proceder de proteínas de origen vegetal: legumbres, frutos secos, soja...

- Grasas. Limita el consumo de las saturadas a la carne, el pollo y el pescado. Las monoinsaturadas (cuya principal fuente es el aceite de oliva) intervienen en la fabricación de prostaglandinas –necesarias durante el parto– y también en la formación del cerebro fetal. Las poliinsaturadas (aceites y margarinas vegetales y aceites de pescados azules) son necesarias para el transporte de ciertas vitaminas que aumentan las defensas.

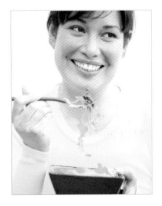

- Hidratos de carbono. Lo mejor es decantarse por los alimentos integrales y limitar la ingesta de ciertos carbohidratos simples, como el azúcar, los dulces o la miel, que pueden favorecer el aumento de peso.

46 Calcio: para tus huesos y los suyos

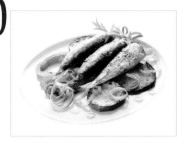

Una mujer embarazada necesita al día aproximadamente unos 1.200-1.400 mg de calcio. La razón es que es indispensable para la formación del feto desde el primer momento ya que interviene en la formación de los dientes, los huesos, los músculos o el corazón.

La calcificación del esqueleto del bebé comienza alrededor de la semana 8. A la semana 26, contiene aproximadamente 6 g de calcio, mientras que al final contiene alrededor de 30 g. El 80% se deposita durante el último trimestre, cuando el crecimiento es máximo y comienza la formación de los dientes.

Cuando los niveles de calcio de la madre son bajos, el bebé, al seguir tomando las cantidades que necesita de la sangre materna para su desarrollo, hace que se pongan en marcha los depósitos de este mineral que se encuentran en los huesos, con los problemas que esto conlleva para la salud futura de la mujer.

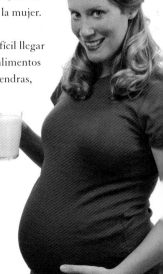

Sin el consumo de leche y productos lácteos es difícil llegar a los niveles adecuados de calcio. Aunque otros alimentos como las sardinas, las legumbres, el brécol, las almendras, las naranjas y las pipas de girasol contienen cantidades apreciables, habría que consumir unas cantidades ingentes para alcanzar los valores recomendados.

Una alternativa son las bebidas enriquecidas con calcio, como ciertos zumos de frutas y las leches de soja.

47 Aprovecha los momentos de bienestar

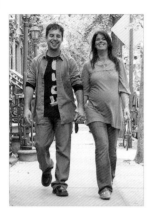

Las náuseas desaparecen, la fatiga es menor y tu tripa, aunque ya se nota, aún no te pesa. Tu cintura se expande, tu apetito aumenta y lo habitual es que los niveles de energía estén en alza. Es el Ecuador del embarazo, aprovecha para disfrutar.

El hecho de que ya se noten los movimientos del bebé tranquiliza mucho. Por tanto, se dan las condiciones óptimas para realizar todas aquellas gestiones y actividades que te va a ser más difícil llevar a cabo en el tercer trimestre. Por ejemplo, es un buen momento para poner la habitación del niño a punto. Si ello implica mudarse de casa o hacer algún tipo de reforma, no debes esperar más.

Mantente activa; el ejercicio ligero proporciona energía y vitalidad, y de esta forma puedes recuperarte del aletargamiento en el que tal vez te hayas sumido en el primer trimestre debido al malestar.

Es ahora cuando ya debes decidir qué tipo de preparación al parto quieres seguir y reservar plaza en el centro que te ofrezca la opción que más te convenza.

Diversos estudios han demostrado que las embarazadas que se muestran más a gusto y felices con su gestación dan luz a bebés felices, mientras que aquellas que se preocupan en exceso tienen hijos más ansiosos y con más tendencia a sufrir cólicos y a estar inquietos por la noche.

48 En el coche, con cinturón

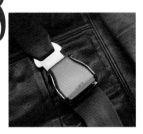

Un estudio llevado a cabo por las empresas de seguridad pasiva automovilística ha demostrado que, en contra de lo que cree la mayoría de los automovilistas, el cinturón de seguridad supone la mejor protección para las embarazadas, tanto si van al volante o como pasajeras.

El uso del cinturón de seguridad en el embarazo es un tema respecto al que ha habido opiniones encontradas. Si bien es cierto que podría aumentar la presión en el saco amniótico en caso de sufrir un impacto en el coche, está demostrado que supone la mejor protección tanto para la madre como para el feto en la inmensa mayoría de las ocasiones.

Según las empresas de seguridad pasiva, otro peligro que podría correr el feto respecto al coche es el desprendimiento de la placenta, algo que puede darse en las mujeres que llevan cinturón, aunque es más probable en las que no lo llevan.

La clave para que el cinturón ejerza su función protectora reside en su colocación adecuada. La banda inferior debe colocarse tan baja como sea posible, siempre por debajo del vientre, a través de las caderas. La correa del hombro debe ir en medio de los senos y hacia fuera, a un lado de la barriga.

En cuanto al airbag, no resulta peligroso mientras la distancia mínima entre este y el cuerpo de la embarazada sea de 20-25 cm, y que no se dirija directamente al abdomen sino hacia el tórax y la cabeza.

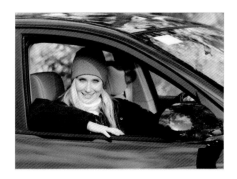

49 Directo a su oído

Entre el quinto y el sexto mes, los receptores de la audición situados en la cóclea del feto comienzan a funcionar, reaccionando a los ruidos externos. La mayor actividad de estos receptores y de las áreas cerebrales correspondientes es muy importante para la futura habilidad auditiva del niño. Diversos estudios han confirmado que el recién nacido es capaz de recordar lo que oyó en el útero, como el corazón de la madre.

Los niños estimulados con música intrauterinamente tienen más predisposición para aprender. Distintos experimentos científicos han revelado que el feto es capaz de oír y que la música favorece el fortalecimiento del vínculo que une a una madre con su hijo.

Existen distintos métodos de estimulación auditiva prenatal, pero tú también, y sin salir de casa, puedes mejorar su intelecto por vía auditiva escuchando música con frecuencia (mejor si es suave, melódica y sin estridencias). Las composiciones clásicas ofrecen una gran riqueza de sonidos, y si tienes en cuenta que a través del líquido amniótico pasan más fácilmente las ondas sonoras agudas, de más de 1.500 hercios, acertarás con piezas de Vivaldi o Mozart.

También es muy importante que le hables, contándole lo que sientes, que le cantes… Tu voz le calmará tanto antes como después de nacer y esto contribuirá a estimular la concentración y el aprendizaje.

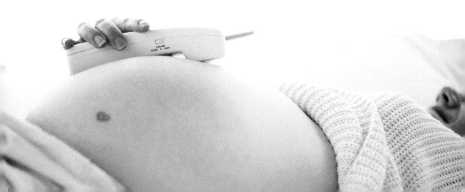

50 Cómo interpretar sus patadas

Existe la creencia de que un feto que desarrolla una gran actividad dentro del útero será en el futuro un niño muy inquieto. Pero científicamente no hay nada que lo demuestre.

Lo que se conoce en el argot del embarazo como patadas son en realidad cualquier movimiento que realiza el feto en el vientre materno para estirarse, cambiar de posición, responder a un estímulo e, incluso, jugar con el cordón umbilical.

Los expertos coinciden en afirmar que cuando el feto se mueve mucho significa que se encuentra perfectamente y que está muy oxigenado.

Es frecuente que en alguno de sus movimientos adopte una postura tal que sea fácil percibir un pie o una mano. Los expertos aconsejan aprovechar esta circunstancia para acariciarle, ya que es capaz de percibir el estímulo que supone la calidez de la mano materna.

Sin embargo, sus movimientos no siempre resultan agradables. A veces se coloca de tal forma que ejerce una presión más o menos intensa sobre la madre, con las molestias que ello supone. Esto suele deberse a que el niño adopta la posición de nalgas. Aunque lo habitual es que él mismo se gire y adopte la posición boca abajo, que es en la que nacen habitualmente, puedes ayudarte poniéndote todos los días un rato a cuatro patas, bajando la cabeza al mismo tiempo que subes la espalda, para facilitarle la maniobra.

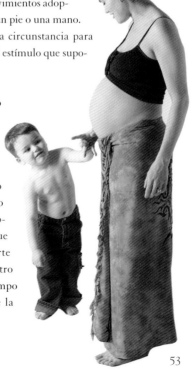

51
Falsos mitos: no te los creas

Buena parte del refranero se refiere al embarazo. Si a esto se unen las falsas creencias, el resultado es un buen número de mitos que no tienen fundamento.

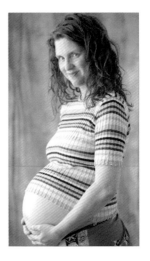

• LA TRIPA EN PUNTA SIGNIFICA QUE EL BEBÉ SERÁ VARÓN. La forma de la tripa no tiene nada que ver con el sexo del bebé. Lo que tiene relación con su tamaño y forma es la constitución de la madre, cómo está colocado el niño y el hecho de ser primeriza. El abdomen de las que han tenido más de un hijo suele ser más redondeado, ya que sus músculos abdominales no están tan firmes.

• EL TAMAÑO DEL BEBÉ DEPENDE DE LA CANTIDAD DE COMIDA QUE HAYA INGERIDO LA MADRE. El feto va tomando los nutrientes que necesita, de ahí que si la madre lleva una dieta equilibrada y con las cantidades adecuadas, no hay posibilidad de déficit. El exceso no es sinónimo de niños grandes.

• COMER FRESAS PUEDE DEJAR UNA MANCHA DE ESTE COLOR EN LA PIEL DEL BEBÉ. Las manchas de nacimiento o angiomas de color fresa se deben a la acumulación de los vasos sanguíneos bajo la piel, y no tienen nada que ver con este alimento, muy recomendable por ser fuente de vitamina C, lo que ayuda a la mejor absorción de hierro.

52 Esas molestias silenciosas

Muchas mujeres se asustan cuando detectan el sangrado que las hemorroides pueden producir, al confundirlo con una hemorragia del bebé.

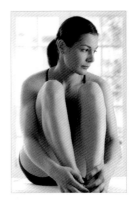

Son muy frecuentes al final del embarazo debido al estreñimiento y al tamaño del útero, que dificulta la circulación venosa. Se manifiestan en forma de picores, dolores y hemorragias. La mejor forma de prevenirlas es aumentando la dosis de fibra en la dieta, dormir de lado, evitar el sedentarismo, y vigilar el aumento de peso. También son efectivos remedios caseros como aplicar compresas frías durante diez minutos varias veces al día; someterse a baños de asiento de diez a 20 minutos de duración; y evitar el papel higiénico excesivamente áspero.

53 ¡Qué sudores!

Entre un 20 y un 25% aumenta la secreción de las glándulas sudoríparas durante la gestación. La necesidad de agua por parte de los tejidos corporales aumenta.

Es un síntoma típico, que requiere una higiene corporal adecuada. La ducha diaria resulta fundamental, utilizando productos que respeten la capa hidrolipídica de la

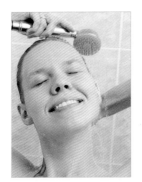

piel y aseguren su hidratación. También es importante adaptar el desodorante a esta nueva etapa; si el habitual resulta insuficiente, recurre a uno más potente.

Este exceso de sudoración no afecta solo a las axilas, sino a otras zonas como los genitales externos, lo que hace necesario realizar al menos dos baños en esta zona a lo largo del día, utilizando agua templada y productos neutros.

54 Piel sin manchas

Máscara del embarazo es el nombre que reciben esas manchas a modo de parches que aparecen en distintas zonas del rostro durante la gestación.

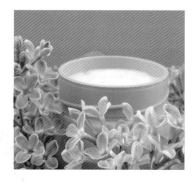

Son manchas uniformes de color café que aparecen en las mejillas, en la frente, en la nariz y en el labio superior. Su momento álgido de aparición es en el segundo y tercer trimestre, que es cuando los niveles de pigmentación (favorecidos por la acción de una hormona, la melanoestimulante o MSH) alcanzan sus índices más altos. También hay indicios de que el déficit de ácido fólico pueda estar implicado en su aparición. Afortunadamente, por lo general, tal como aparecen, se van.

La forma más eficaz de prevenir su aparición es incrementar al máximo la protección frente a las radiaciones solares, usando un protector con un factor mínimo de 15 y, en el caso de las pieles más blancas y sensibles, recurrir a la pantalla total. También es importante que tanto la hidratante facial como la base de maquillaje incluyan factor de protección solar.

Si ya han hecho acto de presencia en la piel, puedes camuflarlas con la ayuda de un corrector, aplicándolo sólo en las zonas manchadas.

En caso de que se mantengan después del parto, puedes recurrir a los tratamientos cosméticos que basan su eficacia en la inclusión de principios activos capaces de desintegrar cualquier exceso de pigmentación en la capa más superficial de la piel.

55 Reposo: cómo y cuándo hacerlo

Se calcula que cerca del 12% de los embarazos necesita, por algunas semanas o varios meses, guardar reposo.

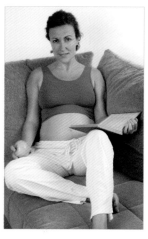

El reposo en el embarazo puede ser de dos tipos: relativo (hay que quedarse en casa, dejar de trabajar y llevar un ritmo lo más tranquilo posible) y absoluto (suele necesitar inmovilización completa, en la cama, durante aproximadamente dos semanas). Las principales causas por las que se prescribe (uno u otro, dependiendo de las circunstancias) son la hipertensión, la placenta previa, el embarazo múltiple, el retraso en el crecimiento del bebé, contracciones fuertes o anormales, cirugía de cerclaje uterino, rotura prematura de membranas y vómitos exagerados.

Mentalízate de que el objetivo es que tu embarazo llegue a buen puerto. Es importante que te rodees de todo aquello que necesites, para no sentirte incapacitada: ten a mano teléfono, libros … Es también buen momento para aprender nuevas aficiones (tejer, por ejemplo) y para dedicarte a esas cosas para las que no tendrás tiempo cuando nazca el bebé.

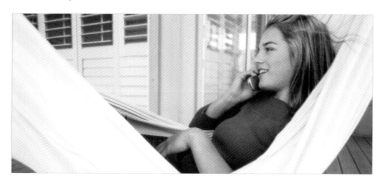

56 Infusiones: así te benefician

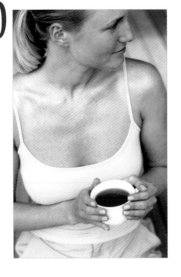

Son una buena alternativa a los fármacos durante la gestación. Pero no todos los remedios sirven: consulta a tu médico antes de decidirte y evita las que posean algún efecto tóxico.

La de hojas de frambuesa roja en los tres últimos meses ayuda a tonificar el útero. En los casos de retención de líquidos va muy bien la de raíz de diente de león, a modo de suave diurético y tónico depurativo del hígado. El hinojo es muy recomendable para la acidez, ya que calma el estómago y ayuda a digerir mejor. Para la anemia se recomienda la infusión a base de ortiga, muy rica en hierro, que depura la sangre y es un tónico excelente para los mareos y mitiga los calambres.

La menta y la hierba luisa tienen propiedades calmantes, estimulantes, tónicas y digestivas. Para los nervios y el insomnio va muy bien la flor de tilo, que además alivia las jaquecas. No hay que olvidarse de un autentico todoterreno, la manzanilla que previene las náuseas, es calmante, induce al sueño y ayuda en las digestiones.

Hay plantas que están totalmente contraindicadas durante la gestación: verbena, tuya, agripalma, sello de oro, regaliz, ruda, matricaria, caléndula y sen.

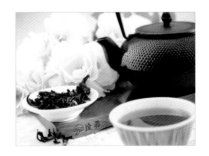

57 Segura en el trabajo

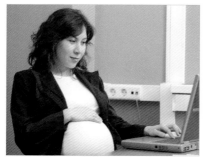

Las leyes acerca de la prevención de riesgos laborales consideran como infracción muy grave el no observar las normas de protección de la seguridad y salud de las trabajadoras durante el embarazo y la lactancia.

Hay una serie de cuestiones que dependen de ti para estar lo más cómoda y segura posible en tu puesto de trabajo. Una de las medidas que debes tener en cuenta es asegurar el orden: los cables, los objetos por el suelo y el material apilado pueden propiciar caídas, muy peligrosas en tu estado. Cuidado con la cantidad de peso que coges, ya que los cambios hormonales te hacen más vulnerable a las sobrecargas musculoesqueléticas.

Una de las mayores molestias durante el embarazo son las malas posturas frente al ordenador. Lo más importante es ajustar bien la zona lumbar; utilizar un atril que quede a la misma altura que la pantalla, para no forzar el cuello; y utilizar un reposapiés, para no dejar las piernas colgando, y facilitar el retorno venoso, evitando la aparición de varices.

Es importante informarse sobre la posible presencia de sustancias tóxicas en tu lugar de trabajo, si hay una ventilación adecuada y si estáis debidamente equipados con sistemas protectores.

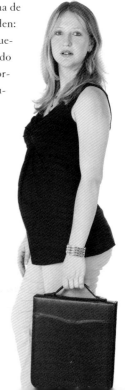

58 Preparación al parto: sus beneficios

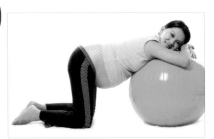

Una investigación en Estados Unidos arrojó que la duración promedio del parto en un grupo de mujeres que habían asistido a las clases prenatales fue de 13,5 horas, mientras que en el resto fue de 18,33 horas.

En estas clases se informa a las futuras mamás de todo lo que se van encontrar en el paritorio, lo que van a experimentar y cómo afrontar los grandes retos que se encontrarán cuando lleguen a casa con su bebé.

Uno de los objetivos más importantes es la preparación física que suponen la recta final del embarazo y el parto, mediante ejercicios que ayudan a tonificar la musculatura, ejercitar el suelo pélvico, así como aprender técnicas de relajación para el parto y la posterior recuperación.

La Sanidad Pública oferta estos cursos de forma gratuita a través de sus ambulatorios y centros de salud. Otra opción son los centros privados, muchos de los cuales están financiados parcial o totalmente por los distintos seguros.

Un dato importante: la asistencia a estos cursos es fundamental para las mujeres que saben que van a dar a luz por cesárea, pues la información que se ofrece es también muy importante.

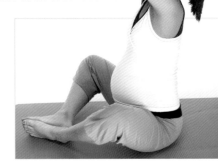

59 Si tienes que viajar...

El momento ideal para viajar es a mitad del embarazo (14-28 semanas). Muchas mujeres ya superaron la etapa de las náuseas, más tarde suele ser más incómodo, aumentando el riesgo de parto prematuro.

No son recomendables los destinos que se encuentran a una latitud más alta, ya que podrían presentarse dificultades para respirar. La mayoría de las aerolíneas permiten volar hasta aproximadamente un mes antes de la fecha del parto. El detector de metales del aeropuerto no es perjudicial. Si puedes, escoge un asiento que dé al pasillo, para levantarte y caminar cada hora. Lleva una copia de tu expediente clínico, duerme lo suficiente y descansa a menudo, y de vez en cuando, estira los músculos de la espalda. En el extranjero bebe siempre agua embotellada.

60 Caricias para ti y para él

La haptonomía, también conocida como la ciencia de la afectividad, supone un método eficaz para establecer una comunicación precoz con el feto al transmitirle sentimientos positivos.

El tacto es uno de los sentidos más desarrollados del feto y a través de él recibe sus primeras informaciones: recorre el ambiente que le rodea, aprende a conocer su propio cuerpo e incluso puede responder a tus caricias, que suponen uno de los mejores métodos de estimulación prenatal. Basta con que acaricies tu tripa, imaginando a tu bebé. Notarás que cuando presionas sobre el vientre, él responderá con ligeros golpecitos. Esto también permite al padre tomar un rol activo y facilita el establecimiento de lazos afectivos con su hijo una vez nacido.

61 *Cómo prevenir los calambres*

Las causas exactas de la aparición de calambres en el embarazo (sobre todo a partir del tercer trimestre) no son del todo conocidas. Se sabe que el cansancio y la presión del útero favorecen su aparición. También se relacionan con la ingesta deficiente de algunos minerales como el calcio y el magnesio.

Los calambres son una desagradable sensación dolorosa de tipo electrizante que se presenta sobre todo por la noche. Se alivian bastante con los masajes y el estiramiento de piernas, así que, cada vez que puedas, estira suavemente la pantorrilla y levantando los dedos de los pies hacia arriba.

Otras estrategias efectivas: ponte de pie sobre una superficie fría; date masajes en la pierna afectada, en sentido ascendente; alterna la aplicación de compresas frías y calientes sobre el músculo gemelo (que es el principal afectado por el calambre); y aplica sobre la pierna unas gotas de aceite esencial de espliego, que favorece la recuperación muscular, ya que después del calambre los músculos afectados suelen quedar doloridos.

Hay otro tipo de calambres que se dan a partir del segundo trimestre y que se presentan en forma de un dolor muy intenso en la región infraumbilical cuando se cambia de posición, generalmente en uno de los lados. Su causa son los cambios en la pared abdominal provocados por el crecimiento del abdomen.

Objetivo: ocho horas

El insomnio aparece sobre todo en el último trimestre, pero a muchas embarazadas las acompaña desde el primer momento. La ansiedad, el volumen de la tripa y molestias como el dolor de espalda suelen ser las causas de que más de una futura mamá pase sus noches en vela.

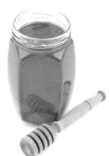

En la recta final, las noches de insomnio son todo un clásico: la necesidad frecuente de orinar (a causa de la presión que el feto ejerce ya sobre la vejiga), la dificultad para encontrar una postura cómoda y, sobre todo, la extraña mezcla de anhelo y temor ante la inminencia del parto son los responsables.

Todos los expertos aconsejan establecer una rutina más o menos fija e inalterable para favorecer el relax y la somnolencia: reducir la ingesta de líquidos a última hora, ventilar adecuadamente la habitación, cenar ligero, tomar un vaso de leche tibia con una cucharadita de miel o azúcar (contiene triptófano, un excelente somnífero natural), preparar la mente, desviando los pensamientos hacia imágenes gratificantes y placenteras...

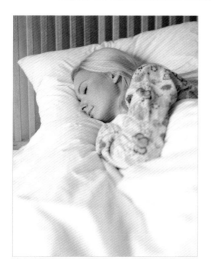

Teniendo en cuenta que los fármacos para el insomnio están desaconsejados, una buena opción son remedios naturales como la aromaterapia. La esencia de lavanda es una de las mejores opciones: cuatro gotas en la almohada bastan para inducir el sueño. También puedes recurrir a los difusores de aromas y a las esencias de melisa y espliego.

63 Espalda en plena forma

Un estudio reciente ha demostrado que la columna lumbar de las mujeres empezó a modificarse durante la gestación hace millones de años. Esta es la razón por la que las articulaciones femeninas son más largas que las de los hombres, y la cuña sobre la que bascula la curvatura lumbar está formada por tres vértebras en lugar de las dos del cuerpo masculino.

Para mantener el centro de gravedad y el equilibrio del cuerpo, ahora debes inclinar tu torso hacia atrás para no «ceder» al peso abdominal, y esta es la razón de que padezcas dolores de espalda más o menos intensos. Para contrarrestar esta postura haz el estiramiento del gato. Arrodíllate a cuatro patas, y camina solamente con tus manos hacia delante de modo que los brazos queden totalmente extendidos frente a ti. Sin arquear tu columna, sostén esta posición contando hasta cinco. Lentamente empieza a sentarte sobre tus talones. Repite este ejercicio de cinco a diez veces.

La natación y los baños con agua caliente son también beneficiosos, así como el calor local y los masajes. Toma nota: uno de los tipos de dolor de espalda más frecuentes en este momento es el lumbago. Cuando este se presenta poco antes del parto puede surgir la duda de si el dolor que produce se debe al lumbago en sí o puede tratarse de dolores de parto: estos son metódicos, es decir, llegan y se van con regularidad, de acuerdo al grado de dilatación, mientras que los dolores de lumbago son permanentes.

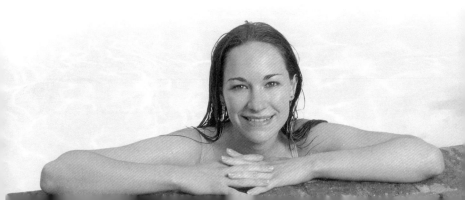

64 Cansancio: plántale cara

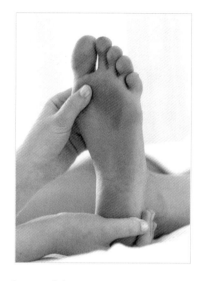

Sin aliento: así es como se sienten muchas mujeres a estas alturas del embarazo. Si continúas con tus tareas habituales, evita excederte en tus horarios y de hacer un trabajo alocado como el que venías realizando. Es una buena excusa para disfrutar de las cosas simples de la vida y hacer reajustes en tu rutina.

A las dificultades para conciliar el sueño hay que unir el hecho de que el peso de la tripa somete a un esfuerzo enorme a las articulaciones y ligamentos, lo que puede resultar agotador a medida que transcurre el día. Intenta descansar con frecuencia y evita estar de pie durante largos periodos de tiempo.

Otro ladrón de energías es la sensación continua de calor debido al aumento del ritmo metabólico que se produce en la gestación. Utilizar ropas de algodón, las duchas frecuentes y buscar los lugares más frescos si el embarazo coincide con el verano pueden aliviar esta sensación.

Algunos expertos recomiendan los masajes y técnicas como la ostopatía para aliviar esta sensación de cansancio. Estas terapias favorecen la producción de hormonas relacionadas con el bienestar y estimulan el sistema neurovegetativo, además de favorecer el correcto funcionamiento del sistema circulatorio, cuyos atascos, a modo de hinchazón, retenciones, varices y demás, contribuyen en gran medida a la fatiga de esta etapa.

65 Redonda, guapa y sana

Durante estos meses es muy importante leer las etiquetas de los productos cosméticos, ya que hay ingredientes no recomendables.

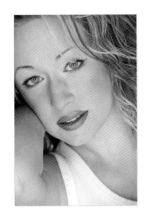

Una de las principales dudas es si seguir tiñéndose. Si lo haces habitualmente y utilizas los mismos productos, no hay mayor problema. En caso de querer probar algo nuevo, no es el mejor momento, ya que se podría producir una reacción alérgica.

Respecto a la cosmética facial, hay que evitar aquellos que contengan retinoides (isotretinoína). Sí puedes utilizar, aunque con precaución, las cremas que contienen retinol (vitamina A). En cuanto al vello corporal las mejores opciones son la cera fría y la maquinilla.

66 Aromas para tu bienestar

Los aceites esenciales son una opción muy agradable y efectiva para paliar el malestar y las molestias que se presentan en la recta final del embarazo, la mayoría de ellas de origen muscular y derivadas del mayor volumen que el organismo debe soportar.

En masajes, añadidos al agua de la bañera, a modo de compresas o inhalados, los aceites esenciales alivian muchos de los problemas típicos. Pero si hay una molestia en la que esta terapia resulte especialmente recomendable es en los estados de ansiedad, el insomnio y el miedo al parto, ya que muchas de estas esencias ejercen un efecto relajante sobre el sistema nervioso central. Es el caso del espliego, antidepresivo y tranquilizante, siem-

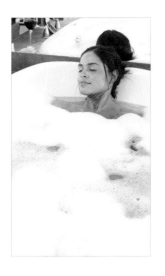

pre que se utilice en dosis reducidas. El aceite de rosas también ejerce un efecto calmante, mientras que el de rosa mosqueta es uno de los más recomendables, aplicado como masaje, para prevenir la aparición de estrías. La esencia de flor de naranja amarga resulta excelente para relajar los ánimos y combatir la depresión preparto. El aceite de geranio es relajante y analgésico, por lo que resulta ideal para aplicar sobre las contracturas, zonas doloridas y calambres.

Por el contrario, entre los aceites esenciales que hay que evitar en el embarazo están el de albahaca, clavo, salvia, hinojo, boldo y mostaza.

67 ¿Tristeza preparto?

Un estudio de la Universidad de Bristol (Reino Unido) ha revelado que el número de embarazadas que padecen trastornos del ánimo antes de dar a luz es incluso superior al de las que padecen la depresión posparto.

Los cambios afectivos que se producen en el embarazo tienen un doble origen. Por un lado, las fluctuaciones hormonales, frente a las cuales poco se puede hacer. Y, por otro, circunstancias como el miedo a lo desconocido, baja autoestima de la madre, un entorno poco propicio… Todo esto hace que las alteraciones anímicas sean habituales y normales. El problema se da cuando el estado de ánimo bajo se mantiene a lo largo de toda la gestación y va acompañado de síntomas como la pérdida de interés por salir fuera de casa, exceso de autocrítica, miedo a expresar ciertos sentimientos por temor a ser juzgada como mala madre o mala persona, etc.

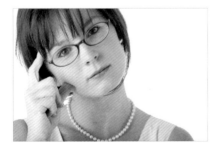

Muchas mujeres se sienten en cierta medida presionadas por la imagen idílica del embarazo como una etapa placentera, cuando lo cierto es que es imposible que este estado se mantenga durante los nueve meses y, además, cada mujer vive la experiencia de una forma distinta.

Algunos estudios realizados han demostrado que la exposición habitual a la luz solar puede ser una solución antidepresiva eficaz durante el embarazo.

68 Calcula cuándo nacerá

Sólo cuatro mujeres de cada cien dan a luz exactamente en la fecha señalada. La mayoría lo hacen dos semanas antes o dos semanas después.

El día exacto del parto depende de varios factores. Uno de ellos es el hecho de que la madre sea primípara (esto es, sea su primer embarazo). Cuando esto ocurre, es frecuente que el parto se retrase, ya que la dilatación muscular suele ser más lenta y más larga. En partos sucesivos, todo este proceso se abrevia, ya que los músculos ofrecen menos resistencia. Otro factor es la herencia, ya que si hay antecedentes familiares de embarazos prolongados, es posible que se retrase.

Por otro lado, hay una serie de signos valorables por el ginecólogo que pueden predecir un adelanto del parto; por ejemplo, la cantidad de líquido amniótico. También la placenta previa o una distensión exagerada de los músculos uterinos, incapaces de retener el feto hasta el final.

69 Por qué debes estimularle

Los expertos denominan estimulación prenatal a la técnica que, mediante distintos métodos (voz materna, música, presión, movimientos, vibración, luces), busca la comunicación con el feto. Como consecuencia de ello se potencia el desarrollo sensorial, físico y mental del bebé.

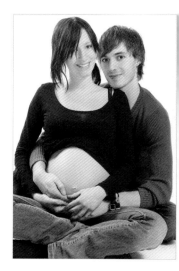

Son muchas las investigaciones centradas en desentrañar los entresijos de la vida prenatal y todas ellas resaltan lo beneficioso que resulta que el feto reciba los estímulos suficientes dentro del útero. Así, por ejemplo, se ha constatado que los mensajes positivos, cariñosos y cargados de afecto pueden establecer las bases de una sólida autoestima futura. También se ha comprobado la incidencia de la estimulación sobre la inteligencia y el coeficiente intelectual. Otras investigaciones han confirmado que los niños más estimulados en el útero establecen unos lazos familiares más intensos y tienden a una mayor cohesión familiar.

Por otro lado, la mayoría de los estudios han demostrado la relación existente entre la estimulación prenatal y una mayor capacidad lingüística y motora. Se ha comprobado cómo estos niños se muestran más dinámicos, relajados, con iniciativa y son bastante sociables. La estimulación permite también un mayor desarrollo del área auditiva, lo que se traduce en un estupendo sentido del ritmo y más facilidad para los idiomas.

70 Su cuarto, a punto

A la hora de decorar la habitación del bebé hay que tener en cuenta que no se trata de un mero dormitorio, sino que también va a suponer un lugar de desarrollo donde el niño va a recibir buena parte de los estímulos fundamentales durante sus primeros meses de vida.

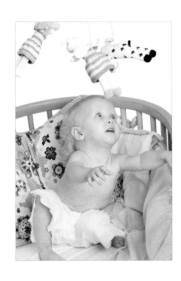

Al escoger la cuna no es tan importante la estética como la seguridad, por lo que debes descartar los modelos en los que la separación entre los barrotes sea mayor de 10 cm. También deberá tener las esquinas y los cantos romos y el fondo rígido, y ser sencilla de limpiar y trasladar. El somier ha de ser plano y firme, y el colchón debe quedar perfectamente encajado con él. Los mejores son los de latex y muelles. Busca acolchados, edredones y otras vestiduras elaboradas con tejidos fáciles de lavar y planchar.

Muchas cunas llevan doseles que, si bien quedan muy bonitos y protegen al niño de las corrientes de aire, acumulan mucho polvo (hay que lavarlos muy a menudo) y pueden resultar incómodos para coger al bebé. Las cunas de viaje resultan muy prácticas para ir con el niño a todos lados y, además, pueden sustituir al parque.

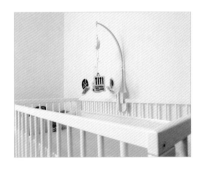

Los recién nacidos son muy sensibles a las oscilaciones térmicas, de ahí que lo mejor sea asegurar una temperatura constante de unos 20 ° en la habitación donde permanezca el bebé.

71 *Ardor interior*

El músculo que hay en la entrada del estómago se relaja en el embarazo, lo que permite el reflujo del esófago de los alimentos ya mezclados con los jugos gástricos, lo que provoca los molestos ardores.

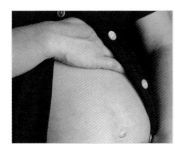

La acidez se manifiesta como una sensación de quemazón en el tórax, a la altura de la boca del estómago, que empeora al estar tumbada.

Lo más importante es mantener a raya los alimentos que favorecen su aparición, entre ellos los cítricos (pomelo, mandarina, naranja, limón), tanto enteros como en zumo; determinados quesos, dulces (mermeladas), bebidas muy frías o muy calientes, verduras de textura dura, crudas, y flatulentas; fritos, grasas y chocolates.

Por el contrario, hay que potenciar la ingesta de otros que actúan como apagafuegos: lácteos (leche, cuajada y yogur), huevos, jamón cocido, pechuga de pollo o pavo, pescados (todos siempre que se preparen hervidos, asados o a la plancha), sopas y caldos (evitando la cebolla y el ajo).

Asimismo, es importante no acostarse nada más comer o cenar, fraccionar las comidas a lo largo del día (con ello se impide que los ácidos actúen sobre el estómago vacío y lo dañen), y, en los casos en los que la acidez sea importante semiincorporada.

72 Nervios templados

Los investigadores no están completamente seguros de qué manera el estrés puede desencadenar un parto prematuro. No obstante, ciertas hormonas relacionadas con él pueden influir para que el parto se inicie antes de tiempo, de ahí la importancia de buscar un ambiente de calma y tranquilidad en estos momentos.

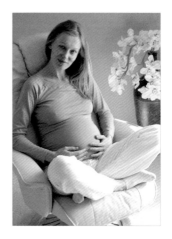

Una de las estrategias que mejor funcionan en estos momentos es la llamada relajación progresiva, cuya finalidad es llegar al parto en un estado físico relajado, permaneciendo a la vez alerta a los cambios que se produzcan en el cuerpo. Tiene la ventaja de que se puede hacer en cualquier momento y situación y consiste en lo siguiente: tensa los músculos todo lo que puedas, al menos durante cinco segundos, intentando ser consciente de la sensación de que los músculos se están tensando.

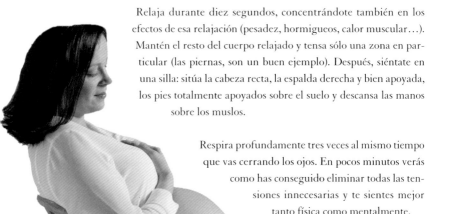

Relaja durante diez segundos, concentrándote también en los efectos de esa relajación (pesadez, hormigueos, calor muscular…). Mantén el resto del cuerpo relajado y tensa sólo una zona en particular (las piernas, son un buen ejemplo). Después, siéntate en una silla: sitúa la cabeza recta, la espalda derecha y bien apoyada, los pies totalmente apoyados sobre el suelo y descansa las manos sobre los muslos.

Respira profundamente tres veces al mismo tiempo que vas cerrando los ojos. En pocos minutos verás como has conseguido eliminar todas las tensiones innecesarias y te sientes mejor tanto física como mentalmente.

73 Contracciones

Aunque las puedes sentir a lo largo de todo el embarazo, lo cierto es que las contracciones que anuncian la llegada del parto tienen unas señas de identidad muy características. Conocerlas y saber cómo actuar en cada caso es fundamental para evitar las falsas alarmas.

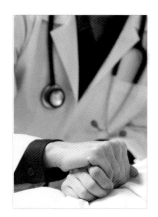

Generalmente, las primeras contracciones que se perciben son las de Braxton-Hicks: son totalmente indoloras y la mayoría de las mujeres ni las notan. Aparecen en los primeros meses de embarazo pero se hacen más evidentes a partir de la 28 a la 30 semanas.

La sensación que se experimenta es un endurecimiento progresivo del abdomen sin sensación de molestia y la relajación del mismo (muchas las confunden con gases), pero lo importante es que son irregulares y poco frecuentes. Las llamadas contracciones de los pródromos de parto son algo más intensas y comienzan a notarse unas semanas antes del parto, pero siguen sin producirse con una frecuencia determinada. Su función es modificar el cuello del útero para que el bebé pueda atravesarlo.

Las contracciones de parto propiamente dichas son regulares, dolorosas, de larga duración y con un ritmo determinado. Su frecuencia suele ser de dos o tres en diez minutos o uno cada cinco minutos durante una hora.

Son molestas y ascienden en intensidad, para luego descender. En ese momento es cuando se debe asistir al hospital, donde el médico valorará si el cuello del útero está totalmente dilatado.

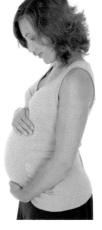

74 Inspira, espira

Cuando el útero comienza a presionar el diafragma, los pulmones funcionan más intensamente para expandirse completamente, lo que puede dar lugar a una respiración más superficial y a una sensación de falta de aliento.

Controlar la respiración no sólo es una estrategia para relajarte y oxigenar adecuadamente a tu hijo, sino que es el mejor método de preparación al parto. Existen tres tipos:

- TORÁCICA. Lentamente inspira por la nariz y espira por la boca.
- ABDOMINAL. Respira por la nariz, elevando el vientre, y espira por la boca de forma pausada.
- COMPLETA. Inspira por la nariz lentamente, elevando al mismo tiempo el tórax y el vientre, y espira por la boca calmadamente.

75 Tercera eco: la última «foto» prenatal

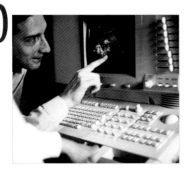

Se programa para el final del séptimo mes, nos da las medidas exactas del bebé, y confirma su bienestar.

Se precisa el diámetro de su cabeza, de su abdomen y la longitud del fémur. Si la posición del feto no es con la cabeza encajada en la pelvis es probable que el especialista recomiende esperar, ya que aún queda tiempo para que cambie de postura (tú puedes ayudarle poniéndote a cuatro patas y andando en esta posición un rato cada día). También se analizan la cantidad de líquido amniótico y se verifica o descarta la placenta previa.

76 Fibra: aliada en la recta final

Es muy importante que el intestino esté libre en el momento del parto, de forma que el bebé tenga más espacio para colocarse y para salir. Además, la madre se va a sentir mucho mejor, más ligera y con menos dolores. La fibra juega en esta labor de «despeje» un papel fundamental.

Además de su papel sobre el tracto intestinal, la importancia de una dieta rica en fibra durante el embarazo se confirma por las investigaciones realizadas que han afirmado que un consumo adecuado de este nutriente durante la gestación garantiza un menor riesgo de problemas intestinales en el bebé. Los alimentos que la aportan en mayor cantidad son el salvado, los cereales integrales, la fruta y la verdura, las legumbres y hortalizas.

Asimismo, la manera de cocinar y preparar los alimentos influye para aminorar o aumentar sus propiedades. Así, por ejemplo, es conveniente evitar tomar alimentos ricos en fibra en la misma comida donde se toman alimentos ricos en calcio, ya que la fibra obstaculiza la absorción del calcio en el organismo. En cuanto a la fruta, mejor si se toma cruda y con piel que si se hace en zumo, porque tiene más fibra.

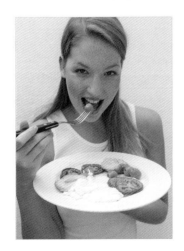

No olvides que, además, la fibra ejerce un efecto saciante y, como la mayoría de los alimentos que la contienen aportan pocas calorías, ayuda a mantener el peso a raya.

Depende del hospital donde se dé el alumbramiento, se suele poner a la madre un enema para ayudarla a vaciar el intestino antes del parto.

77 Asumir tu nueva figura

La prominencia frontal que supone la tripa en estos momentos hace que se pierda el centro de gravedad y que las embarazadas se sientan mucho más torpes. Hay que asumirlo como una situación transitoria y extremar los cuidados en determinadas circunstancias.

Se inicia ahora una fase en la que se pierden las formas, las redondeces se posicionan en lugares donde nunca antes se habían instalado y, sobre todo, el volumen corporal y el sobrepeso empiezan a ser difíciles de tolerar.

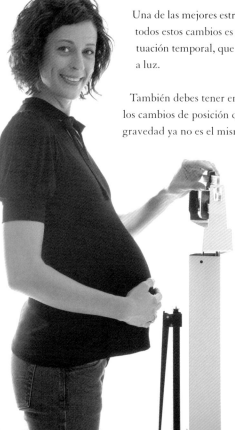

Una de las mejores estrategias para asumir esta etapa y relativizar todos estos cambios es autoconvencerse de que se trata de una situación temporal, que empezará a remitir en el momento de dar a luz.

También debes tener en cuenta que te sentirás mucho más torpe; los cambios de posición que esto acarrea debido a que tu centro de gravedad ya no es el mismo hacen que lleves tu espalda hacia atrás impidiendo ver adonde apoyas tus pies. A esto se suma el efecto de las hormonas, que hacen que tus articulaciones se aflojen.

Por eso, debes tomar una serie de precauciones para prevenir algún traspiés y otros percances: no uses tacones, evita correr, no lleves bultos grandes en tus brazos que te impidan ver por donde andas, camina con mucho cuidado sobre superficies húmedas o resbaladizas, y trata de estar más alerta, en especial cuando sales de tu casa.

78 Achaques de última hora

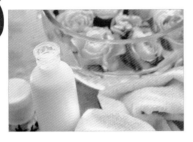

Puede que ahora experimentes un aumento de las molestias, motivadas por tu revolución interna.

Algunas mujeres sufren durante los nueve meses congestión nasal debida a los niveles elevados de progesterona que favorece la inflamación, la sequedad y el taponamiento. Para paliarla bebe mucha agua y limpia con suero la nariz.

El dolor más o menos intenso en las costillas, consecuencia de la expansión del útero, mejora adoptando una postura más erguida y estirándote al máximo. Los picores en la piel se deben al gran estiramiento de la epidermis. Se alivia aumentando la hidratación.

79 Su horario dentro de ti

El feto ya tiene marcado su ritmo de sueño-vigilia, hambre, etc.

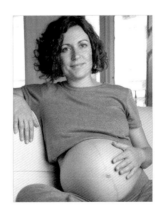

El bebé duerme ciclos de 20 minutos de sueño y 20 de vigilia, estos últimos pueden coincidir con el aporte de glucosa que recibe. También diferencia el día de la noche, asociándolos con claridad u oscuridad, ya que sus ojos funcionan plenamente; una vez haya nacido necesitará al menos tres meses para distinguir claramente entre día y noche y ajustar a ellos sus ciclos de sueño. Le influye el ritmo de vida rutinario de la madre.

80 Baja el ritmo

Seguramente hasta ahora has seguido un ritmo frenético en el que tu presencia ha sido imprescindible tanto en casa como en la oficina. Pero el cansancio y la pesadez son avisos que te envía tu organismo para que adoptes un nuevo ritmo de aquí al parto.

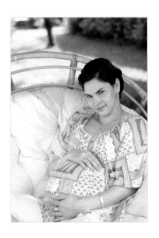

Cuando se trata de reducir la intensidad del ritmo diario hay que discernir qué es lo realmente urgente, qué es lo importante, qué cosas pueden esperar y cuáles debes delegar. Lo único urgente es tu salud y la del bebé. Lo importante es todo aquello que conviene que se quede hecho antes del parto, pero midiendo tus fuerzas y sin agobios.

Deja para después del parto todo lo que no vaya a ser imprescindible durante los días que te faltan y, si puedes, delega gestiones, trámites y un buen número de los quehaceres cotidianos.

Los expertos recomiendan grabarse en la mente el siguiente mensaje: «si el trabajo (o la gestión, o la tarea del hogar) está bien hecho, no importa que no se haya realizado de la forma en la que yo lo haría».

También es importante que, aunque te sientas pletórica en estos momentos y no padezcas atisbos de cansancio, intentes poner en marcha estas estrategias y reduzcas la intensidad de tu ritmo. Toda la energía que ahorres ahora te será muy valiosa en el parto que requiere de un gran esfuerzo físico y los días posteriores, pues te tendrás que acostumbrar a despertarte de vez en cuando psra atender a tu bebé.

81 *El síndrome del nido*

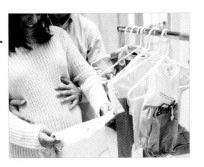

Pese al volumen creciente y las energías menguantes, son muchas las mujeres que en las últimas semanas del embarazo se enrolan en un frenético maratón de orden y limpieza que tiene un origen en un instinto ancestral. Esta reacción puede anunciar la cercanía del parto.

Muchas mujeres experimentan unos deseos irrefrenables de preparar todo lo relacionados con el ambiente que les rodea antes de la llegada del bebé. Incluso las hay que se dedican a aspectos en los que habitualmente no reparan (organizar trasteros, cambiar la disposición de los armarios). Los expertos sitúan esta reacción en los dos-tres días previos al parto. Es como un impulso para arreglar el nido, ya que se reproducen los mismos instintos en los animales cuando van a parir. Pero además, hay que tener en cuenta que en este momento se producen muchos cambios hormonales que hacen que la mujer, en su fuero interno, se sienta rara e intuya que algo va a pasar.

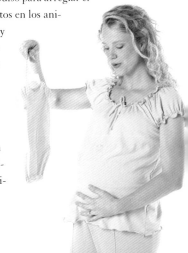

Aparte de ese afán por la limpieza, en estos días que preceden al parto, la mayoría orinan con más frecuencia y están más inquietas, algunas deciden acudir al hospital sin haber siquiera sentido ninguna contracción

82 Catering final

Cuando el parto está cerca hay que evitar los atracones, ya que tener el intestino ocupado reduce el espacio del bebé para colocarse y salir, con lo que el esfuerzo del parto será mayor. Lo ideal es realizar ahora varias comidas ligeras en las que se incluyan verduras, fruta, frutos secos e infusiones.

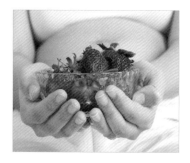

Algunos estudios han asociado el déficit de cinc con un aumento del riesgo de parto prematuro. Los alimentos ricos en este mineral (pescados, ostras, cereales y legumbres) pueden favorecer la relajación del útero, evitando que el parto se inicie antes de lo debido. Además, el cinc acelera el tiempo de cicatrización de la episiotomía o la cicatriz de la cesárea.

También es importante incrementar la ingesta de alimentos energéticos que aporten las reservas suficientes para afrontar el desgaste que siempre supone el parto. Añade un puñadito de frutos secos a tu menú diario: almendras, cacahuetes, avellanas, nueces…

Estos alimentos resultan además muy eficaces contra el estreñimiento por su alto contenido en fibra. Las almendras, además, proporcionan una ración extra de calcio, necesario para afrontar la lactancia.

No te olvides de incluir en tu menú alimentos ricos en potasio, que favorecen las contracciones y la dilatación. Se encuentra en los aguacates, la fruta fresca, los cítricos, los plátanos, las legumbres, las semillas y las patatas.

83 Ensayo de parto

Es importante en esta recta final prepararse para, una vez de parto, saber cómo plantar cara a cada situación que se te presente.

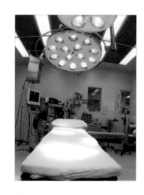

Hay actitudes que no descienden el umbral de dolor y evitan que acudas al paritorio en las condiciones óptimas. La más habitual es estar demasiado cansada. Otro enemigo es la obsesión por el dolor: intenta ser positiva. Es recomendable conocer el entorno en el que se va a desarrollar tu parto: visitar la sala de dilatación y el paritorio es muy importante psicológicamente, ya que el hecho de que al llegar al hospital todo te resulte familiar, e incluso sepas dónde ir, aumenta tu seguridad.

84 ¿Es o no es?

Las contracciones son el signo de que el parto se aproxima. También la expulsión del tapón y romper aguas.

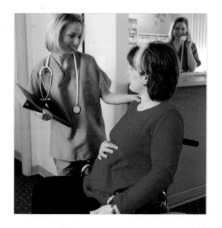

El tapón es un moco espeso en el cuello uterino que evita infecciones al feto. Es de color marrón sanguinolento, denso y gelatinoso. Es indicativo de la cercanía del parto, pero no de su inminencia. La rotura de aguas indica la inmediatez del parto, pero no siempre se produce, muchas veces es la matrona quien la rompe.

Mientras que la expulsión del tapón no hace necesario ir al hospital, sí que hay que acudir tras la rotura de aguas.

85 Con fecha y hora: parto programado

Para establecer el día del parto hay que estimular las modificaciones del cuello del útero y las contracciones uterinas con las prostaglandinas y oxitocina. Cuando el parto natural no va a ser posible, el ginecólogo decide realizar una cesárea programada.

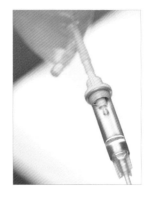

Hay varios motivos por los que el médico puede programar el parto. Enfermedades que comprometen la salud de la madre: trastornos respiratorios o circulatorios graves, problemas ortopédicos (por ejemplo, si la madre tiene una hernia en la columna vertebral), o tumores surgidos durante el embarazo. Otra de las causas por la cual también se practica la cesárea es cuando la cavidad pélvica de la madre es demasiado estrecha y el niño no puede ser expulsado con normalidad, comprometiéndose de esta manera la salud fetal.

Asimismo, se suele optar por el parto programado cuando el embarazo ha llegado a su fin y el feto no se decide a nacer. Se estima que aproximadamente el 50% de ellos terminan en una cesárea.

Hay varios motivos por los que se programa una cesárea: cuando se sabe que el niño viene de nalgas y el experto considera que no va a ser posible conseguir que cambie de postura, en los casos de placenta previa (ya que es imposible que el niño salga por vía vaginal), y cuando la madre ya ha tenido dos o más cesáreas anteriores.

86 Sin dolor: anestesia epidural

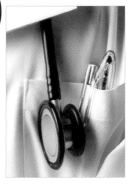

La anestesia epidural ha supuesto para muchas mujeres el fin de la condena bíblica de «parirás con dolor». Y es que sus ventajas son muchas: bloquea el dolor en la parte baja del cuerpo, es efectiva durante varias horas, no disminuye el ritmo del parto y permite a la madre permanecer despierta y alerta.

Esta anestesia se administra mediante una punción en la zona lumbar, en la que se coloca un catéter y a través de él se introduce una dosis muy diluida de anestésico local y de un analgésico (evitando así picos de dolor). No hay un límite en cuanto al tiempo, ya que este lo marca la evolución del parto. La dosis se adapta tanto a las características de la madre (su peso y estatura) como al momento del parto.

Dependiendo de cada centro, suele ponerse cuando hay una dilatación de unos 3 cm, aunque muchos expertos sugieren ponerla antes, para evitar así las molestias de la dilatación. Tarda unos 15-20 minutos en hacer efecto.

Su principal ventaja es que la madre está despierta y relajada, y puede colaborar en el parto, ya que elimina el dolor pero no la sensibilidad. Está contraindicada si se padecen trastornos de coagulación, infecciones locales o problemas en la columna lumbar. Puede producir en algunos casos alergia o hipotensión; para evitar este último se realiza una monitorización tanto de la madre como del niño.

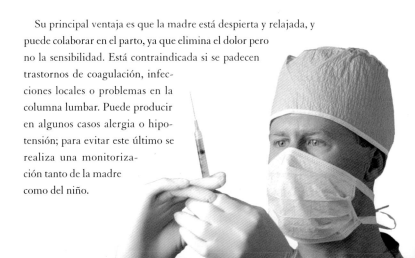

87 Estrategias para el día D

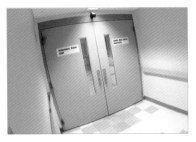

Es aconsejable que los días próximos al parto tengas todo a punto para dedicarte en las horas previas a relajarte, esperar y descansar.

Los expertos recomiendan hacer una visita previa al hospital en el que vas a dar a luz para calcular aproximadamente cuánto tardarás en llegar. No debes olvidar la tarjeta sanitaria y la cartilla en la que el ginecólogo ha apuntado todas las pruebas. Es aconsejable tener a mano el teléfono móvil, el cargador y los números que puedas necesitar.

88 Preparado y listo para nacer

En la semana 36, el bebé luce una piel lisa, ya que debajo de ella se ha acumulado la grasa suficiente como para darle un aspecto mullido y redondeado.

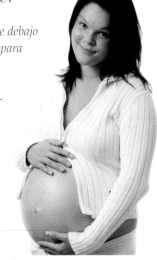

En la recta final, el tamaño y el peso del bebé le impiden prácticamente moverse, de ahí que lo notes menos. La posición que adoptan la mayoría de los bebés suele ser ya cabeza abajo con los brazos cruzados sobre el pecho y las piernas elevadas y dobladas para ocupar el menor espacio posible. Las contracciones lo van empujando poco a poco hacia delante y las percibe como un masaje placentero. Además, le ayudan a girarse ligeramente para orientarse mejor a través de la pelvis.

89 *Empieza el espectáculo*

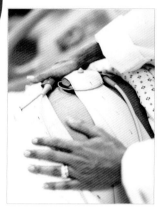

Dilatación, expulsión y alumbramiento. Estas son las tres fases que configuran el proceso del parto. Aunque cada mujer los vive de forma distinta, lo cierto es que en todas se produce una serie de circunstancias comunes.

La primera fase del parto es la dilatación, esto es, la apertura del orificio del cuello que comunica el útero con la vagina. A su vez, esta fase presenta tres estadios: la primera va hasta los 2 cm (periodo de latencia), y suele durar entre cuatro y ocho horas. Es el periodo más largo y también el menos doloroso. El segundo periodo es el de aceleración, va hasta los 5 cm de dilatación, y en él las contracciones van ganando terreno: son más frecuentes y dolorosas. La tercera parte, en la que se alcanzan los 10 cm de dilatación, es lo que los expertos denominan periodo de velocidad máxima, ya que en un corto periodo de tiempo se dilata a un ritmo rapidísimo.

Es importante descansar entre contracción y contracción con una respiración torácica lenta y rítmica. Durante todo el proceso de dilatación, tanto tus contracciones como el ritmo cardiaco del bebé están controlados por un monitor.

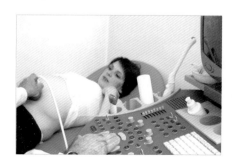

A partir de ahí, se considera que la mujer está preparada para pasar al paritorio, donde comienza la fase de expulsión.

90 Expulsión + alumbramiento: ya está aquí

La última fase del embarazo es la más corta, pues es la más intensa. Mantener la calma, controlar la respiración y confiar en el equipo que te atiende son las claves para superar esta situación.

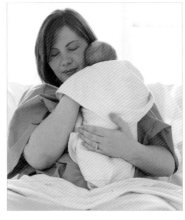

Una vez alcanzados los 10 cm de dilatación se inicia la expulsión, lo que se significa que el útero se contrae para expulsar al niño al exterior. Suele durar alrededor de una hora en las primerizas y media hora en las multíparas. Se caracteriza por unas ganas irrefrenables de empujar. Cuando la cabeza del bebé ya esté a punto de asomarse, lo más probable es que te practiquen una episiotomía (un pequeño corte) para evitar que se produzcan desgarros al salir.

Relájate, ya que si acumulas demasiada tensión, tus muslos y tu perineo se agarrotarán y lo pasarás peor. Respira profundamente varias veces cuando empieza la contracción, y cuando esta se encuentre en su punto más alto, empuja con todas tus fuerzas.

En el paritorio, seguirás conectada al monitor fetal para que los dos permanezcáis controlados en todo momento. Si te han puesto la epidural y notas que los efectos empiezan a disiparse, házselo saber al médico.

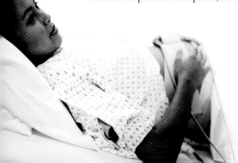

Una vez que el niño ya está fuera, lo siguiente es expulsar la placenta (alumbramiento), un proceso que puede durar entre cinco minutos y media hora.

91 Pacto de no agresión

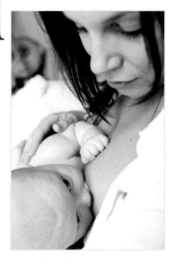

Para dar el pecho, hay una serie de posiciones cómodas que puedes adoptar, así que debes probar hasta conseguir una en la que tanto tú como tu hijo estéis a gusto. Y, sobre todo, ten paciencia: los dos necesitáis un periodo de entrenamiento.

Puede que el niño no sea muy hábil y que tú te sientas torpe, pero recuerda que toda mujer está capacitada para alimentar a sus hijos. Algunos recién nacidos necesitan ser estimulados en diferentes posiciones para que vacíen ambos pechos. Levántalo de forma que pueda llegar al pezón sin esfuerzo y tú no tengas que forzar la espalda (puedes colocar una almohada debajo de él). La posición de la cuna es la más universal, y consiste en acunar al niño entre tus brazos, apoyándolo en tu vientre o tus piernas.

Otra postura consiste en cogerle al revés, muy adecuada cuando el parto ha sido por cesárea y también en el caso de gemelos, ya que permite amamantar a dos bebés al mimo tiempo. Se trata de pasar el cuerpo del bebé hacia atrás por tu costado, de modo que su cabecita quede enfrentada a la tuya y sus pies a tu espalda. También puedes darle el pecho tumbada de lado, una postura muy cómoda para los dos.

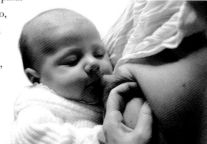

92 Al caer la tarde (cólico del lactante)

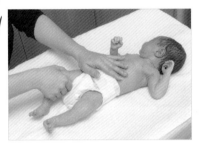

La fórmula que los especialistas tienen para determinar si el llanto del recién nacido se debe al cólico del lactante es la siguiente: tres horas de llanto al día durante, al menos, tres días a la semana, durante tres semanas.

Se estima que un 25 % de los bebés padecen cólico del lactante, típico de los primeros meses, que se caracteriza por un llanto incontrolable sin causa justificada, más frecuente a última hora de la tarde y que suele acompañarse de rigidez y flexión de las piernas sobre el abdomen. Lo primero que hay que hacer es comprobar que el llanto no se debe a otra causa (hambre, por ejemplo).

No hay nada que lo cure, pero sí una serie de medidas efectivas que pueden aliviarlo como colocar al niño erguido o tumbado boca abajo sobre tu regazo. También puedes tumbarlo de forma que su tripita esté en contacto con una bolsa de agua caliente.

Otras medidas son pasearse o mecerse en una mecedora con el bebé en brazos, probando diferentes posturas; colocarlo en un balancín, ya que es posible que el movimiento tenga un efecto tranquilizante; ponerlo en la sillita de seguridad en los asientos posteriores del carrito y darle una vuelta: la vibración y movimiento del coche suelen tranquilizar a los bebés; y probar a ponerle música, ya que algunos bebés responden positivamente al sonido.

93 Chapoteos y demás

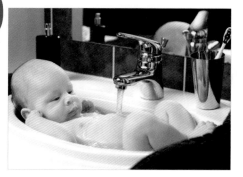

Los temores de las mamás respecto al cuidado del bebé son dos: el cambio de pañales y la hora del baño. Le siguen otras «misiones» que exigen pericia, como cortarle las uñas o hacerle la cura del ombligo.

El cambio de pañal es el gesto que más repetirás (entre 8 y 12 veces al día), ya que las deposiciones son muy frecuentes y es aconsejable cambiárselo tras las tomas y antes de acostarse o siempre que le notes incómodo. No se recomienda usar polvos de talco. El aseo es diferente si se trata de una niña o un niño: a ellas hay que lavarlas en la dirección de la vagina al ano, nunca al revés. Al aplicar crema, hay que procurar que no queden restos en la vagina. A los niños hay que lavarles desde los muslos hacia el pene, incluyendo los alrededores de los testículos.

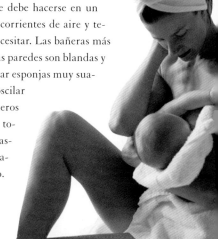

En cuanto a la hora del baño, éste debe hacerse en un ambiente confortable, alejado de las corrientes de aire y teniendo a mano todo lo que se va a necesitar. Las bañeras más recomendables son las plegables, cuyas paredes son blandas y evitan posibles golpes. Se deben utilizar esponjas muy suaves. La temperatura del agua debe oscilar entre los 34-37 °C. Durante los primeros meses no es necesario utilizar jabón todos los días. Para lavarle la cabecita basta con agua limpia, pero si utilizas jabón o champú que sean de pH neutro.

94 ¿Dónde está el momento idílico?

Tras el parto, un 70% de las mujeres pasan por una etapa de melancolía que suele aparecer a los tres días después de dar a luz, haciendo que se sientan tristes y con un humor variable. Se trata de una situación normal pero si se mantiene durante más tiempo, puede tratarse de una depresión posparto.

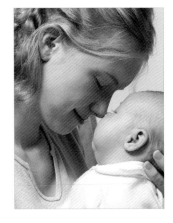

El bajón anímico que puede presentarse en los primeros días de vida del bebé desconcierta a muchas madres, ya que se supone –al menos en la teoría– que están viviendo los momentos más felices de su vida. Se trata de una situación totalmente normal, debido en gran medida al reajuste hormonal, a lo que hay que unir otros factores como el cansancio o el miedo a no dar la talla en su nuevo rol.

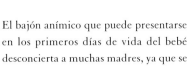

El problema se presenta cuando esta situación se mantiene a lo largo del tiempo (más de dos semanas) y va acompañada de otros síntomas como pérdida de apetito, preocupación excesiva, falta de interés por el bebé y por la vida en general, ataques de ansiedad o de pánico, cansancio, nerviosismo, etc.

Según los expertos, la probabilidad de padecer esta depresión es mayor cuanto más grande sea la disparidad entre las expectativas que se tengan y la realidad, si hay una historia previa de depresión o si el niño es prematuro. En estos casos, lo mejor es ponerse cuanto antes en manos del especialista, quien debe valorar la necesidad o no de pautar una medicación.

95 *Ayuda en los primeros días*

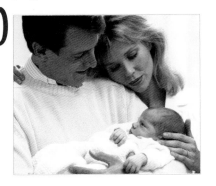

Tras el parto, tu papel como madre no ha hecho más que empezar. Sin embargo, y pese a la satisfacción que sientes, es normal que la confusión, el agobio y el desánimo hagan acto de presencia. Para solucionarlo sólo hay dos recetas: paciencia y pedir ayuda.

Hacer partícipes a los demás de tus dudas de primeriza hace que todo resulte mucho más sencillo y menos dramático. Pregunta al pediatra, al ginecólogo y al médico de cabecera, tres de las personas con las que vas a tener más contacto en el mes posterior al parto y que, además, son las más cualificadas para despejarte cualquier tipo de duda, quitarte de la cabeza temores injustificados y alejarte de los peligrosos tópicos. Acude también a la puericultora siempre que lo necesites, en ella encontrarás respuesta a todos los problemas relacionados con la lactancia, el aseo y cuidados del bebé.

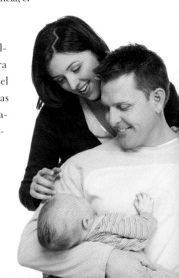

Tu pareja también puede ejercer un efecto calmante ante la nueva situación, desconocida para ambos y, también, relevarte en el cuidado del bebé. Y no te olvides de tus hermanas y amigas que hayan pasado ya por este trance, ni de tu madre: seguro que todas ellas, expertas en la materia, te ayudarán a desdramatizar.

Un consejo: dale tiempo al tiempo porque, como en todas las situaciones nuevas, necesitas un periodo de aprendizaje.

96 Errores típicos de primerizas

La falta de información y el exceso de celo hacen que muchas mamás recientes se equivoquen de vez en cuando. Se trata de errores sin mayores consecuencias, y suelen ser los mismos o muy parecidos en todas las madres. Te interesa saber cuáles son y cómo evitarlos.

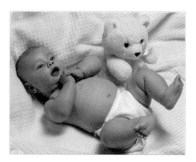

Una creencia compartida por muchas madres es que los bebés necesitan silencio absoluto para dormir. Esto no es así y, es más, para que el niño se ajuste más rápidamente al ritmo normal de sueño vigilia debe percibir la luz del sol y acostumbrarse a los ruidos diarios. Así, cuando todo esté oscuro y haya silencio, sabrá que es el momento de dormir más tiempo.

Las mamás también tienden a abrigar a su hijo en exceso, lo que puede ser perjudicial. Para saber si tiene frío deberás tocar sus pies y manos y ver si están amoratadas o frías; en cambio, si suda por la cabeza o el cuello, querrá decir que tiene calor.

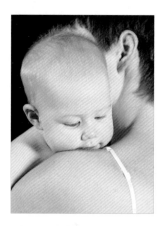

No dejar que nadie lo coja por miedo a que se acostumbre a los brazos de otras personas y no quiera los tuyos; esterilizar una y otra vez los objetos que están en contacto con el bebé (lo que dificulta que el niño desarrolle su inmunidad natural); obviar las pautas del pediatra para hacer caso de los consejos de madres, abuelas, suegras y otras veteranas; o sacarlo de la cuna y meterlo en la cama cuando llora por la noche (lo que supone un riesgo para el bebé) son otros errores típicos.

En busca del sueño perdido

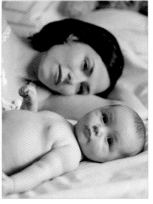

Durante el posparto se produce una disminución brusca de la progesterona, hormona que ejerce un influjo inhibidor sobre estos receptores cerebrales relacionados con el sueño, lo que da lugar a una excitación del estado de vigilia, que predispone a padecer insomnio.

Las alteraciones del sueño del posparto tienen mucho que ver con el hecho de hacerse cargo de forma exhaustiva del niño desde el primer momento, lo que lleva a no recuperarse adecuadamente del parto y puede derivar en poco tiempo en un estado de agotamiento. Lo más recomendable es, sobre todo en los primeros días, contar con la ayuda de algún familiar, amigo o de una persona contratada a tal fin, de forma que la madre tenga más facilidades para dormir.

Los expertos aconsejan seguir, en la medida de lo posible, el ciclo sueño-vigilia del niño, dormir cuándo él lo hace, independientemente de la hora. De esta forma, es posible recuperar el sueño que de alguna manera se puede estar perdiendo durante la noche. También es importante ayudar al bebé a distinguir entre día y noche. Así, la madre también ira ganando poco a poco más horas de descanso nocturno.

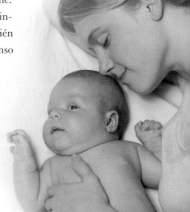

Por tanto, debes olvidarte un poco del protocolo habitual a la hora de dormir y hacerlo en cuanto tengas la mínima oportunidad.

98 El retorno de la cintura

Seis semanas es aproximadamente el tiempo que tarda el cuerpo en recuperarse de la metamorfosis sufrida durante la gestación. Sin embargo, ni todas las vueltas a la normalidad son tan rápidas ni en todos los casos están exentas de algún que otro rastro del embarazo.

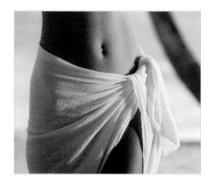

El tiempo que tarda el cuerpo en recuperarse tras el parto depende del estado general de salud antes y después del embarazo, del tipo de parto y de cualquier complicación durante el parto y posparto. Por lo general, si tu salud es buena y tuviste un parto sin complicaciones, tardarás aproximadamente seis semanas para recuperarte. En la mayoría de los casos, la recuperación de un parto vaginal es mucho más rápida que si te han practicado una cesárea.

Una de las zonas que más preocupan a las mamás recientes es el abdomen, que puede lucir literalmente descolgado. Hay que esperar a que poco a poco los músculos recuperen el tono perdido (puedes poner de tu parte haciendo abdominales).

En cuanto a los kilos de más, muchos de ellos se deben a la hinchazón y a la retención de líquidos que suelen darse durante la lactancia. La mayoría de las mujeres que dan el pecho comprueban cómo poco a poco van perdiendo peso sin realizar ningún tipo de dieta. Hay distintos factores que se deben ponderar antes de iniciar una dieta hipocalórica y una rutina de ejercicios, siempre supervisadas por un especialista.

99 Tú y yo somos tres

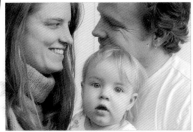

La llegada del bebé a casa, sobre todo si es el primero, trastoca la estructura familiar, de ahí que lleve un tiempo hacer los ajustes necesarios para integrar al nuevo miembro y empezar a funcionar como una familia. Tan sólo es cuestión de práctica.

Hay que procurar ir reanudando poco a poco las actividades cotidianas, adaptando en la medida de lo posible los horarios del bebé a esas costumbres.

Lo importante es que ningún miembro de la familia se quede excluido, especialmente el padre, que puede sentirse un auténtico convidado de piedra ante el derroche de atenciones que se presta al recién nacido y la estrecha relación que se establece entre este y la madre. La clave para evitar esta situación es involucrarle al máximo en todo lo referente al bebé, de forma que él se sienta importante o resolutivo.

En el caso de hermanos mayores, hay que presentarles enseguida al recién llegado. Para evitar los celos es importante animarles a participar activamente en la tarea de cuidarlo, insistiendo en que necesita la atención de todos.

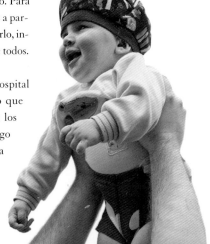

Una buena idea es regresar del hospital con regalos de parte del hermanito que acaba de nacer y, también, decirle a los allegados que se acuerden de traer algo para los hermanos (con una chuchería vale) cuando vayan a conocer al recién nacido.

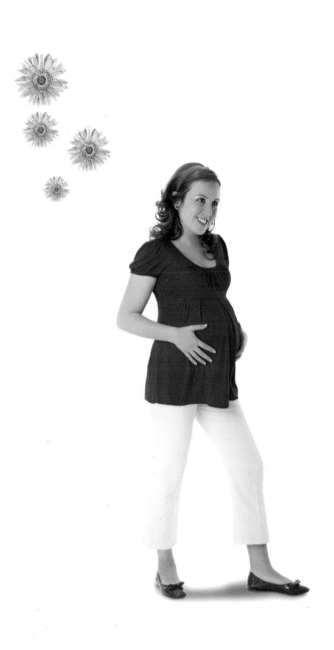